JN120841

MUDRAS For Healing and Transformation
ムドラ瞑想

ユーザー登録して瞑想の音声をお楽しみいただけます。

http://www.sunchoh.co.jp/mudras-narration/

ご利用の手順

❶ URLへアクセスし、ユーザー登録画面より
必要事項を入力して登録を完了させてください。

❷ 登録したメールアドレスに、
ログインに必要な情報が届きます。

❸ ログイン用URLより、IDとパスワードでログインすると
音声がお楽しみいただけます。

注 意

- ユーザー登録は、書籍をご購入された個人の方を対象とさせていただきます。
- アクセス権を他の人と共有または転売すること、またこれらに類似する行為は禁止いたします。
- サービスのご利用は、購読者ご本人による個人情報の詳細入力と使用条件の承認後、開始とさせていただきます。
- ユーザー登録をされた時点で、上記の内容を承認したとみなします。また、本サービスは事前予告なく終了する場合があります。

※ 書籍の本文とナレーションは若干の違いがあることもございますのでご了承ください。また、ユーザー登録に関しましては、強制ではございません。サービスの利用により生じる一切の損害において、過失がない限り責任を負わないものとしておりますのでご了承ください。詳しくは登録画面の「利用規約とプライバシーポリシー」をご確認ください。

お問合せメールアドレス mudras@sunchoh.co.jp

SECOND EDITION / COPYRIGHT © 2014 BY INTEGRATIVE YOGA THERAPY
TRANSLATION FROM THE ENGLISH LANGUAGE EDITION OF:
MUDRAS FOR HEALING AND TRANSFORMATION:
BY JOSEPH AND LILLIAN LE PAGE

INTEGRATIVE YOGA THERAPY WEBSITE: WWW.IYTYOGATHERAPY.COM

ILLUSTRATIONS BY SERGIO REZEK AND CARLOS EDUARDO BARBOSA
GRAPHIC DESIGN BY ALAN PEDRO

ムドラ瞑想

108種類のムドラと瞑想

共著

ジョゼフ・ルペイジ、リリアン・ルペイジ
Joseph and Lilian Le Page

訳者

小浜 杏

目次

精神覚醒のムドラ

今そこにある意識を高める瞑想のムドラ

祈りと帰依のムドラ

用語解説

◎アーナンダマヤ・コーシャ(歓喜鞘)
アーナンダは「歓喜」の意味。アーナンダマヤ・コーシャは魂の真髄が自然と反映された、人が生来持つ好ましい特性を全て覆っている。

◎アンナマヤ・コーシャ(食物鞘)
アンナは「食物」の意味。アンナマヤ・コーシャは食物で維持される人間存在の物質的な層、つまり肉体からなる。

◎イダー・ナーディ
エネルギーが流れる道(ナーディー)のうち、脊柱に沿って左の鼻孔まで伸びるとされる道。リラクゼーションや副交感神経系の活性化と関連があるとされる。

◎ヴァータ
アーユルヴェーダのドーシャの一つ。空や風と関連がある。流動性、創造性、軽さ、乾燥、冷たさ、不規則性を特徴とする。

◎ヴィジュニャーナマヤ・コーシャ(理智鞘)
ヴィジュニャーナは「理智」の意味。ヴィジュニャーナマヤ・コーシャは洞察力や精神的な変容をもたらす人間存在の層。

◎カパ
アーユルヴェーダのドーシャの一つ。水や大地と関連がある。不活発、安定、重さ、停滞を特徴とする。

◎完全呼吸
ヨガの基本的な呼吸法の一つ。「腹式呼吸」、「胸式呼吸」、「鎖骨呼吸」の3つをつなげていく呼吸法。

◎コーシャ
ヨーガの古典的文献でもあるウパニシャッドでは、人間の実存は5つの鞘(または層)からなるとされる。鞘をコーシャという。5つの鞘とは、肉体(アンナ)、エネルギー(プラーナ)、低次の心(マナス)、高次の心(ブッディ)、歓喜(アーナンダ)である。

◎五大元素
伝統医学アーユルヴェーダの基礎をなしているが、その雛形はサーンキヤ学派と呼ばれる古代インド哲学に見られる。サーンキヤ学派では、創造物は五大と呼ばれる5つの元素(土大、水大、火大、風大、空大)から構成されると考える。

◎スシュムナー
身体の中心を通る道(ナーディー)。この道を通ってプラーナやクンダリニーなどのエネルギーが脊柱に沿って根のチャクラから王冠のチャクラへと上昇する。ヨガでは、イダーとピンガラーのバランスが整い、左右の鼻孔で均等に呼吸することによってのみスシュムナーが開くとされる。このような呼吸は瞑想において生じるとされる。

◎チャクラ
生命エネルギーを受けとり、貯え、変換し、送りだす、エネルギーの中心。脊柱内の微細な中心軸に沿って、会陰に始まり頭頂に達する、7つのチャクラが並んでいる。

◎ドーシャ
アーユルヴェーダではカパ、ピッタ、ヴァータの3つのドーシャがあるとされる。バランスが崩れると、症状が表れ、さらには病気になるとされる。

◎ナーディー
体内でエネルギーが流れる道。ヨガやアーユルヴェーダで仮説として述べられている。類似の概念として中医学の「経絡」がある。

◎ピッタ
アーユルヴェーダのドーシャの一つ。火や水と関連がある。知性、熱情、怒り、食欲、消化、吸収、同化を特徴とする。

◎ピンガラー
エネルギーが流れる道(ナーディー)のうち、脊柱に沿って右の鼻孔まで伸びるとされる道。交感神経系の活性化と関連があり、心身に刺激を与えるとされる。

◎プラーナ
息。生命力。類似の概念として中医学の「気」がある。

◎プラーナマヤ・コーシャ(生気鞘)
プラーナは「生気」の意味。プラーナマヤ・コーシャはチャクラ、プラーナ・ヴァーユ、ナーディといった微細な身体を覆っている。

◎プラーナ・ヴァーユ
生命エネルギーの流れで、5つある。主要な機能は、人体の器官系に滋養を与えること。どの器官系も、1つ以上のプラーナ・ヴァーユからエネルギーの滋養を受けとっている。

◎マノマヤ・コーシャ(意思鞘)
マナは「意思」の意味。マノマヤ・コーシャは性格を形作る思考や感覚や感情を覆っている。

◎ハスタ・ムドラ
「手のムドラ」という意味。両手の同じ指の指先を合わせ体の特定の部位に呼吸や意識やエネルギーを向ける。

◎シャリーラ・ムドラ
シャリーラは「体」という意味。シャリーラ・ムドラは、上体の主な3つの部位への意識を高めると同時に、肺の3つの主要な部位(下部・中部・上部)での呼吸を覚醒させる。

◎SO HUM (ソーハム)
サンスクリット語のソー(彼)とアハム(私)を結びつけたもので、「彼は私」を意味する。彼とは神、宇宙にある全てを指し、ヨガの結合の本質を表す。

◎メルダンダ・ムドラ
エネルギーレベルのバランスが調うムドラ。自律神経系のダイナミックなバランス調整力を強化する。

◎八支則
サンスクリット語の「アシュタンガ Ashtanga」で、「八本の手足」を意味する。ヨガの多くの流派の基となるヨーガ哲学であり、2000年以上も前に、賢者パタンジャリが、初めて記した。精神の変容の完全な道筋をたどったもので、ヨガと瞑想によって悟りに至る。

ムドラの宇宙

ムドラとは、体の健康や心のバランス、そして精神的な覚醒を促してくれる、手や顔や体を使ったジェスチャーのことです。サンスクリット語の「mudrá」には、「身ぶり、印、態度、特性」などの意味があります。それぞれの印相の特性に応じた、心のあり方や精神的態度を喚起してくれるジェスチャー、それがムドラです。ムドラは「喜び」や「魅力」を意味する「mud」と、「引きだす」を意味する「rati」が組み合わさってできた言葉です。つねにそこにあり、あとはただ目覚めるのを待っている私たちの内なる喜びや魅力を、ムドラは引きだしてくれるのです。

ムドラと聞くと、2000年以上前から印相を使用し精神世界を伝承してきた、インド固有のものというイメージがあります。しかし印相そのものは、世界中の様々な宗教に見られます。キリスト教も例外ではなく、イエスはしばしば特定の手の仕草をした姿で描かれます。世界共通の印相もあり、胸の前で両手を合わせる敬虔な祈りのポーズは、その代表でしょう。インドの精神世界では、これをアンジャリ・ムドラ（合掌）と呼びます。

ムドラの起源と進化

私たちは日々、身ぶりや手ぶりといったボディランゲージを使っています。腕組みは防御の姿勢です。頭を垂れるのは悲しいからかもしれません。こぶしを握りしめるのは怒りの現れです。両手の指先を合わせるのは考えこむとき、眉を上げるのは驚いたときです。私たちはこうした身ぶりで、しばしば無意識に、気分や意図や態度を非言語的に伝えています。

一方、手や顔や体のジェスチャーが、特定の精神的態度を呼び起こすために意識的に使われるとき、それはムドラと呼ばれます。統合や無限性などの微細な性質は、言語ではうまく言い表せなくても、ムドラを使えば完璧に表現できます。霊性の最も古い様式の一つであるシャーマニズムでは、音や動作、そして手や顔や体のジェスチャーが、宇宙の深遠で聖なるエネルギーを呼びさますのに使われます。シャーマンがそのエネルギーを伝える儀式にも、健康や癒しや霊的なつながりを助けるものとして、ジェスチャーが欠かせません。世界には様々なシャーマニズムが存在しますが、インドでは、創造の聖なる源と一体化したいという強い欲求が、完成度の高い一大体系にまで進化しました。その体系の一端を担うのがムドラです。

古代インドの偉大な聖者たち（リシ）は、瞑想を

通じて、創造の源との深い精神的結合の境地を極めようとしました。その瞑想状態の一つの現れとして、自然派生的にムドラが生まれます。やがてムドラは、リシが瞑想状態を追体験し、新たに加わった門弟とも体験を分かち合うための手段として使われるようになりました。古代の聖者が瞑想体験のうちに悟った究極の知恵とは、あらゆる二元性を超越する「統合（ユニティ）」の思想です。「統合」とは、認識力、無限性、統一性、慈悲心など、様々な心の特性を経たのちに到達される至高の境地です。こうした個々の特性を呼び覚まし、統合の世界的な地平へと自然に導いてくれる手段、それがムドラなのです。

インドの絵画や彫刻に見られる神々は、それぞれ異なる精神的な特性を体現しています。神々の多くは、その特性を反映したムドラや、その特性と関わりのあるムドラを結んだ姿で描かれます。ムドラを結んだ神々の像がこれほど多く存在することでも、インドで発展した思想体系におけるムドラの重要性がわかります。ムドラを結んだ像のなかでも最古の部類に入るのが、古いものは約2000年前にまで遡る、エローラ石窟群やアジャンタ石窟群の仏像や仏画です。

インドでタントラ教が隆盛を誇った5世紀から15世紀のあいだに、ムドラは現在知られているような完成形にまで発展しました。タントラ教では、身体を精神の住まう聖域であり、神の小宇宙であるとみなします。

生身の肉体を魂の神殿へと変貌させるためには、複雑な儀式が必要でした。その際に用いられたのが、聖なる言葉であるマントラであり、神聖な幾何学的図形であるヤントラであり、多種多様なムドラだったのです。

身体を肯定的に捉えるタントラ教の考え方をもとに、11世紀初頭にハタ・ヨガの手法が生みだされました。ハタ・ヨガでは、精神を発展させ、やがては魂の解放へと至る主要な手段として、身体を用います。ハタ・ヨガの教典には、ヨガの実践が「支則」と呼ばれる段階ごとの枠組みで解説されていますが、ムドラもこの支則の一つです。これら教典内の数多くの節でムドラが言及されていることでも、ムドラの重要性は明らかです。その好例が、17世紀に書かれたハタ・ヨガの教典『ゲーランダ・サンヒター』の第100節でしょう。

「これより他にそなたに伝えることなどあろうか？［精神の旅路において］迅速な成功を収めるのに、ムドラほど適したものはこの世にないのだ」

絵画や彫刻、タントラ教の儀式、ハタ・ヨガの教典でムドラが重要視されてきたことからもわかるように、インド哲学の発展全般において、ムドラは重要な役割を果たしてきたのです。

手のムドラは特別な意味を持つ

ムドラには、いくつかの種類があります。

シャンバヴィ・ムドラ（〈第三の目〉を見るように両目を上に向ける）のような顔のジェスチャーは、微細な精神エネルギーを覚醒させるのに役立ちます。ハタ・ヨガのポーズによく似た、全身を使ったムドラもあります。半肩立ちに似たヴィパリタ・カラニ・ムドラなどです。全身のムドラは、微細なエネルギーの流れを長期間に渡って強め、維持する効果があります。インドの古典舞踊においても、踊りごとの真髄や情感を呼び起こすのに、こうしたムドラが大々的に使われています。

　舞踊において、また癒やしと覚醒の手段としても、最もよく使われているのは手のムドラです。本書の主題である手のムドラは、以下のような理由から、ムドラの中でも特に重きを置かれています。

- 感覚神経と運動神経の末端が多く集まる指は、脳や体の各部位と直接つながるための強力な媒体となるため。
- 繊細で巧みな動作が可能な手と指は、より広く心や精神の特性を目覚めさせる可能性を秘めているため。
- 5本の指は昔から五大元素と結びつけられており、指で印を結ぶことで五大元素のバランスを安定させ、心と体を最大限に健康にする可能性が広がるため。
- 手そのものを健やかにする手のムドラは、節度を守って規則正しく行うことによって、関節炎の予防や治療に効果が期待できるため。

ムドラの「核となる特性」

　「核となる特性」とは、ムドラで呼び覚まされる、私たちに本来備わっている好ましい性質のことです。核となる特性は、私たちのより深いところに潜在的に眠り、目覚めるのを待っている、精神の真髄を反映しています。ムドラは、こうした特性を解き放つ強力な鍵となってくれます。サンスクリット語のムドラ名を見れば、そのムドラと関連した核となる特性がわかったり、推察できたりします。たとえば、「形」を意味するルーパの字を冠するルーパ・ムドラは、安定性と身体感覚を高めてくれます。「長い息」を意味するディールガ・スワラを冠するディールガ・スワラ・ムドラは、胸郭と肺を最大限に膨らませ、肺活量を増やしてくれます。

　インドの神々の名を擁するムドラも多くありますが、こうしたムドラは、その神や女神が体現している「核となる特性」に働きかけます。たとえば、富の神であるクベラの名を持つクベラ・ムドラは、私たちの内なる自尊心を高めてくれます。障害の除去と保護を司る神、ガネーシャの名を擁したガネーシャ・ムドラは、深い信頼感と守られているという実感をもたらしてくれます。

　ここでムドラが呼び覚ます「核となる特性」を強調するわけは、ムドラは印を結ぶこと自体が目的ではなく、疾患を治療する特効薬でもないことをわかって頂きたいからです。ムドラは、本来だれもが備えている好ましい性質を解

き放ち、健康と癒やしと覚醒に至る旅路を支えてくれる手段なのです。

核となる特性を覚醒させる瞑想法

本書では108種類のムドラそれぞれに、「核となる特性」が開花するのを支える瞑想法を記しました。瞑想を行うと「核となる特性」を容易に体感し、生身の体験として統合しやすくなるため、ムドラの効能も高まります。瞑想法は、インストラクターや精神的指導者がグループに向かって声に出して読んでもいいですし、個人が一人でムドラを実践しながら黙読や音読してもかまいません。二人組になって交互に瞑想法を音読し、瞑想の体験を分かち合うのもお勧めです。

本書をご購入いただいた皆さまへ特典といたしまして『瞑想』の音声をお楽しみいただけます（http://www.sunchoh.co.jp/mudras-narration/）。

健康と癒やしを得る手段としてのムドラ

自分自身の全ての層においてバランスと調和を促すムドラの力は、健康と癒やしを支える大きな柱となります。身体面においては、ムドラの助けで体の特定の部位に呼吸と意識を向けることで、認知力が強まり、よりたやすく体の発するメッセージをとらえ、それに応えられるようになります。また、ムドラには呼吸をよりよく調える働きもありま

す。印を結ぶと、ムドラ自体が呼吸を導き、たちどころに呼吸の速さや集中点や性質や位置を変えることができます。特定の部位に意識と呼吸を向けるムドラの働きは、マッサージ効果を生み、呼吸が向けられた箇所の血行も改善されます。

ムドラは呼吸を広げ、導くだけでなく、微細な身体におけるバランスも調えてくれます。呼吸は、生命の気であるプラーナの最も重要な手段です。ムドラによって体の特定の部位に呼吸が向けられると、私たちは微細なエネルギーの流れを感じとれるようになり、エネルギーを遮断する障害物が取り除かれ、プラーナが再び自由に流れだすようになります。チャクラ（エネルギーの中心）、プラーナ・ヴァーユ（エネルギーの流れ）、ナーディ（エネルギーの通路）といった、微細な身体の様々な領域におけるバランスが、ムドラによって調えられるのです。

心理面においては、ムドラは心が凪いだ状態から激しく活動する状態まで、様々な気分や感情を引き起こします。リラックスした安らぎをもたらすムドラもあれば、やる気や楽観主義や活力を高めるムドラもあります。ムドラによって促進される幅広い心理状態や感情には、自信や勇気や自尊心も含まれます。さらに私たちは、自分をしばりつけ、ネガティヴな考えや感情のもととなる思いこみに、ムドラのおかげで気づき、そこから自由になることができます。そうした思いこみから解き放たれると、心に余裕が生

まれ、自分の内に眠る好ましい特性を開花できるようになります。こうした「核となる特性」が全て溶け合ったとき、自由と統合（ユニティ）の境地として知覚される私たちの本当の姿が、おのずから立ち現れてくるのです。

ムドラの実践方法

ムドラの旅を始める場合、まずはカニシュタ・ムドラからハーキニー・ムドラまでをやってみることをお勧めします。巻末の付録Aのリストを参照し、深めたい「核となる特性」（自尊心など）に関わるムドラを選ぶこともできます。ムドラを実践するにつれて感受性が高まり、ムドラ自体が語りかける声が聞こえるようになります。そうなれば、あなたの旅路で特に今どのムドラがふさわしいのかが、直感的にわかるようになります。

それぞれのムドラを知るのに最適な方法は、静かに印相を結び、感受性を高め、身体レベル、エネルギーレベル、心理・感情レベル、精神レベルそれぞれにおけるムドラの効果を探ってみることです。一度ムドラを結んだら、「核となる特性」が現れるのを感じとれるまでキープすることをお勧めします。初めは5呼吸から10呼吸キープし、慣れてきたら1つのムドラを1日3回、5分間ずつキープしてみましょう。ムドラの効果を探るときには、活力やエネルギーが増したか、心が落ちつき頭がすっきりしたか、人生の変化にオープンな心で向き合えるようになったかなど、存在のあらゆる領域における変化に気づくようにしましょう。

ムドラを実践する際の注意点

● 健康上の問題で治療を受けている場合には、専門家の指示のもと、血圧の乱れといった大きな体調の変化が現れないかを必ずチェックしながら行ってください。ムドラは医療行為の代わりになるものではありません。

● 各ムドラの紹介ページには、「注意・禁忌」の欄を設けています。ムドラを実践する前に確認してください。

● 本書では、ムドラごとに詳しい効能を記載しています。ムドラの効能についての研究は皆無に等しいため、これは「効能が期待できる」という意味だと考えてください。

● 実践の前に、体の各部位のリラクゼーションと手のウォームアップを行うと、体のこりがほぐれやすくなります。

● ムドラの効果はすぐには現れないかもしれません。ムドラの効果を実感すること自体が大きな旅路なのだということを理解し、あせらずにゆっくりと時間をかけてください。

● ムドラで微細なエネルギーへの扉が開くと、違和感や不快感を感じることがあるかもしれません。そんなときは無理に実践を続けようとせず、自分が心地よいと感じるレベルにとどめてください。

● ムドラを結ぶときにお勧めの力加減は、

弦楽器の弦を押さえるときの力加減と同様です。弱すぎても強すぎてもいけません。ムドラの実践では、つねに肌と肌が触れあいます。爪を切り、指の状態を調えて、快適に印が結べるようにしておきましょう。

● ムドラは横になっていても、座っていても、立っていても実践できます。背筋を自然に伸ばした座位の瞑想のポーズが理想的ですが、ムドラを癒やしに利用するときは、硬めのブランケットの上に仰向けになり、膝の下に円筒形のクッション、ボルスターを置く姿勢が特にお勧めです。

● 呼吸の速さや、呼気と吸気の長さは、ムドラによって自然と決まってきます。ただムドラに導かれるままに、呼吸をしてください。

● ムドラの実践には、空腹時が最適です。食後に実践するときは、30分ないし45分経ってからにしましょう。

● ムドラは場所や時間を選ばず、どんな精神状態のときでも実践できますが、早朝や日没時に行うのが理想的です。

● 就寝前に実践するのは、リラックスや落ちつきや沈静の効果のあるムドラだけにしましょう。ムドラの多くは、手のひらを上に向けて結びます。手のひらを下に向けるムドラは心を落ちつかせる効果がありますので、とりわけ夜にお勧めです。

● 複雑なムドラを長時間結んでいると、手

や指が痛くなることがあります。実践中に痛くなったら、ムドラの形をイメージしたまま手をほどき、痛みがなくなってから再び再開しても構いません。

● 健康問題を抱えている場合や、微細な領域に働きかけるムドラを実践する場合には、できれば経験豊かなヨガインストラクターやヨガセラピスト、精神的指導者の指導を受けることをお勧めします。

本書は、各ムドラの重要な情報がひと目で簡単にわかるよう構成されています。以下に凡例を示します。

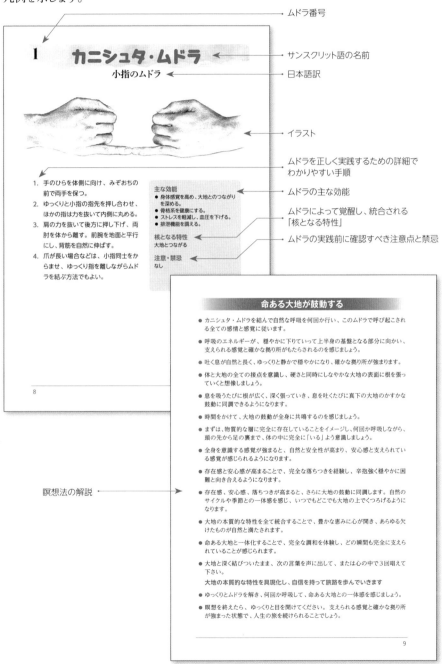

ムドラ番号

サンスクリット語の名前

日本語訳

イラスト

ムドラを正しく実践するための詳細でわかりやすい手順

ムドラの主な効能

ムドラによって覚醒し、統合される「核となる特性」

ムドラの実践前に確認すべき注意点と禁忌

瞑想法の解説

1

カニシュタ・ムドラ
小指のムドラ

1. 手のひらを体側に向け、みぞおちの前で両手を保つ。
2. ゆっくりと小指の指先を押し合わせ、ほかの指は力を抜いて内側に丸める。
3. 肩の力を抜いて後方に押し下げ、両肘を体から離す。前腕を地面と平行にし、背筋を自然に伸ばす。
4. 爪が長い場合などは、小指同士をからませ、ゆっくり指を離しながらムドラを結ぶ方法でもよい。

主な効能
- 身体感覚を高め、大地とのつながりを深める。
- 骨格系を健康にする。
- ストレスを軽減し、血圧を下げる。
- 排泄機能を調える。

核となる特性
大地とつながる

注意・禁忌
なし

8

命ある大地が鼓動する

- カニシュタ・ムドラを結んで自然な呼吸を何回か行い、このムドラで呼び起こされる全ての感情と感覚に従います。
- 呼吸のエネルギーが、穏やかに下りていって上半身の基盤となる部分に向かい、支えられる感覚と確かな拠り所がもたらされるのを感じましょう。
- 吐く息が自然と長く、ゆっくりと静かで穏やかになり、確かな拠り所が強まります。
- 体と大地の全ての接点を意識し、硬さと同時にしなやかな大地の表面に根を張っていくと想像しましょう。
- 息を吸うたびに根が広く、深く張っていき、息を吐くたびに真下の大地のかすかな鼓動に同調できるようにします。
- 時間をかけて、大地の鼓動が全身に共鳴するのを感じましょう。
- まずは、物質的な層に完全に存在していることをイメージし、何回か呼吸しながら、頭の先から足の裏まで、体の中に完全に「いる」よう意識しましょう。
- 全身を意識する感覚が強まると、自然と安全性が高まり、安心感と支えられている感覚が感じられるようになります。
- 存在感と安心感が高まることで、完全な落ちつきを経験し、辛抱強く穏やかに困難と向き合えるようになります。
- 存在感、安心感、落ちつきが高まると、さらに大地の鼓動に同調します。自然のサイクルや季節との一体感を感じ、いつでもどこでも大地の上でくつろげるようになります。
- 大地の本質的な特性を全て統合することで、豊かな恵みに心が開き、あらゆる欠けたものが自然と満たされます。
- 命ある大地と一体化することで、完全な調和を体験し、どの瞬間も完全に支えられていることが感じられます。
- 大地と深く結びついたまま、次の言葉を声に出して、または心の中で3回唱えて下さい。
  大地の本質的な特性を具現化し、自信を持って旅路を歩んでいきます
- ゆっくりとムドラを解き、何回か呼吸して、命ある大地との一体感を感じましょう。
- 瞑想を終えたら、ゆっくりと目を開けてください。支えられる感覚と確かな拠り所が強まった状態で、人生の旅を続けられることでしょう。

9

1 カニシュタ・ムドラ
小指のムドラ

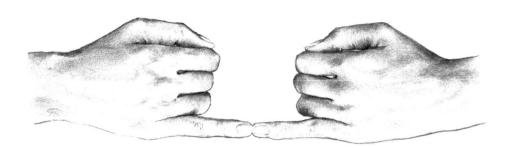

1. 手のひらを体側に向け、みぞおちの前で両手を保つ。
2. ゆっくりと小指の指先を押し合わせ、ほかの指は力を抜いて内側に丸める。
3. 肩の力を抜いて後方に押し下げ、両肘を体から離す。前腕を地面と平行にし、背筋を自然に伸ばす。
4. 爪が長い場合などは、小指同士をからませ、ゆっくり指を離しながらムドラを結ぶ方法でもよい。

主な効能
- 身体感覚を高め、大地とのつながりを深める。
- 骨格系を健康にする。
- ストレスを軽減し、血圧を下げる。
- 排泄機能を調える。

核となる特性
大地とつながる

注意・禁忌
なし

命ある大地が鼓動する

- カニシュタ・ムドラを結んで自然な呼吸を何回か行い、このムドラで呼び起こされる全ての感情と感覚に従います。

- 呼吸のエネルギーが、穏やかに下りていって上半身の基盤となる部分に向かい、支えられる感覚と確かな拠り所がもたらされるのを感じましょう。

- 吐く息が自然と長く、ゆっくりと静かで穏やかになり、確かな拠り所が強まります。

- 体と大地の全ての接点を意識し、硬さと同時にしなやかな大地の表面に根を張っていくと想像しましょう。

- 息を吸うたびに根が広く、深く張っていき、息を吐くたびに真下の大地のかすかな鼓動に同調できるようになります。

- 時間をかけて、大地の鼓動が全身に共鳴するのを感じましょう。

- まずは、物質的な層に完全に存在していることをイメージし、何回か呼吸しながら、頭の先から足の裏まで、体の中に完全に「いる」よう意識しましょう。

- 全身を意識する感覚が強まると、自然と安全性が高まり、安心感と支えられている感覚が感じられるようになります。

- 存在感と安心感が高まることで、完全な落ちつきを経験し、辛抱強く穏やかに困難と向き合えるようになります。

- 存在感、安心感、落ちつきが高まると、さらに大地の鼓動に同調します。自然のサイクルや季節との一体感を感じ、いつでもどこでも大地の上でくつろげるようになります。

- 大地の本質的な特性を全て統合することで、豊かな恵みに心が開き、あらゆる欠けたものが自然と満たされます。

- 命ある大地と一体化することで、完全な調和を体験し、どの瞬間も完全に支えられていることが感じられます。

- 大地と深く結びついたまま、次の言葉を声に出して、または心の中で3回唱えて下さい。
  大地の本質的な特性を具現化し、自信を持って旅路を歩んでいきます。

- ゆっくりとムドラを解き、何回か呼吸して、命ある大地との一体感を感じましょう。

- 瞑想を終えたら、静かに目を開けてください。支えられる感覚と確かな拠り所が強まった状態で、人生の旅を続けられることでしょう。

2 アナーミカー・ムドラ
薬指のムドラ

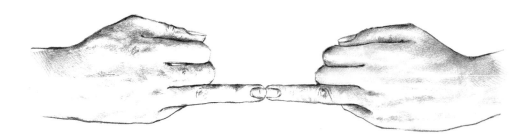

1. 手のひらを体側に向け、みぞおちの前で両手を保つ。
2. ゆっくりと薬指の指先を押し合わせ、ほかの指は力を抜いて内側に丸める。
3. 肩の力を抜いて後方に押し下げ、両肘をやや体から離す。前腕を地面と平行にし、背筋を自然に伸ばす。
4. 薬指同士をからませ、ゆっくり指を離しながらムドラを結ぶ方法でもよい。

主な効能
- 自己治癒力を高める。
- 生殖器系と泌尿器系の健康を支える。
- 親密な関係を健全に育む。
- 依存症や共依存関係を克服できる。

核となる特性
自らを癒す

注意・禁忌
なし

- アナーミカー・ムドラを結んで自然な呼吸を何回か行い、このムドラで呼び起こされる全ての感情と感覚に従います。

- 呼吸のエネルギーが穏やかに下りていって骨盤に向かい、育みのエネルギーの穏やかな波に内からマッサージされるのを感じましょう。

- 骨盤が心地よさと満ち足りた穏やかな波に浸されたら、内なる癒やしの海にいることを味わいましょう。

- 何回か呼吸しながら、育まれるエネルギーが完全に骨盤周辺を浸し、そこにある分泌腺や内臓器官全ての機能が改善されるのを感じましょう。

- 吸う息とともに内なる海に同調し、吐く息とともに穏やかな波が足に向かって降りていくのに任せます。何回か呼吸し、脚全体を癒やしのエネルギーに浸します。

- 吸う息とともに癒やしの海に戻り、吐く息とともに育みの波がお腹、みぞおち、腰、背中の中心に流れるのを感じて柔らかくなり、完全にリラックスするのに任せて下さい。

- 今度は吸う息とともに内なる穏やかな海に同調し、吐く息とともに心臓、肺、胸、背中の上の方が癒やしのエネルギーに浸るのに任せて下さい。

- 内なる海から自己治癒力の波が上に流れ、肩を優しく浸し、腕から手、そして指先へと流れ、癒やしと滋養で満たします。

- 吸う息とともに存在の中心に戻り、吐く息とともに脊柱が癒やしの柔らかな波に浸るのを感じましょう。何回か呼吸し、癒やしのエネルギーが椎間板と椎骨の動きをなめらかにするのに任せて下さい。

- 脊柱に完全に滋養が行き渡ると、癒やしのエネルギーの波は自然と首や頭へと上昇し、五感を和らげ、深く休まります。

- 全身が滋養と癒やしの柔らかな波に浸され、自然と完全なる落ちつきと静けさを経験します。

- 自己治癒力の源を意識しながら、次の言葉を声に出して、または心の中で3回唱えて下さい。
  私は滋養の波に浸され、完全な内なる癒やしを体験します。

- ゆっくりとムドラを解き、何回か呼吸して、完全な内なる滋養を感じましょう。

- 瞑想を終えたら、静かに目を開けてください。自己治癒力が増していることでしょう。

3 マディヤマ・ムドラ
中指のムドラ

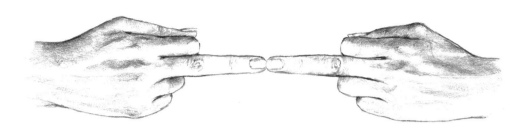

1. 手のひらを体側に向け、みぞおちの前で両手を保つ。
2. ゆっくりと中指の指先を押し合わせ、ほかの指は力を抜いて内側に丸める。
3. 肩の力を抜いて後方に押し下げ、両肘をやや体から離す。前腕を地面と平行にし、背筋を自然に伸ばす。
4. 爪が長い場合などは、中指同士をからませ、ゆっくり指を離しながらムドラを結ぶ方法でもよい。

主な効能
- エネルギーレベルを安定させる。
- 消化を支える。
- 背中中部のこりをほぐす。
- 与えることと受けとることのバランスを調える。
- あらゆる可能性を開花させる。

核となる特性
エネルギーのバランスを調える

注意・禁忌
なし

エネルギーバランスを調える

- マディヤマ・ムドラを結んで自然な呼吸を何回か行い、このムドラで呼び起こされる全ての感情と感覚に従います。

- 呼吸が穏やかにみぞおちに向かい、エネルギーと活力が、自分自身の中心から外側に向かって放射状に広がる感覚がもたらされるのを感じましょう。

- 何回か呼吸しながら、エネルギーを蓄える場所であり、あらゆる活動に必要な光り輝く生命力をもたらしてくれる、みぞおちを意識しましょう。

- 生命エネルギーの中心に深く適応するにつれ、全身でエネルギーのバランスを調えることの重要性に、気づけるようになります。

- まずは、食物鞘のエネルギーのバランスを感じましょう。体内の細胞全てが調和してはたらき、必要なものを正しく摂取し、協調と統合の精神で互いを支え合っているのを想像して下さい。

- 何回か呼吸しながら、栄養のある食事、新鮮な空気、健康的で自然の多い住環境などによって、自分の体の中に同じような調和を高めることができると考えましょう。

- 食生活や環境を変えることで、食物鞘のエネルギーレベルを調え、維持する力が支えられる様子を思い描きましょう。

- 次に、日課におけるエネルギーバランスを考えて見ましょう。自分はどの程度意識的に、休息と活動の調和をはかっているでしょうか？

- 何回か呼吸しながら、日課を変えることで、全ての活動におけるエネルギーのバランスが調えられる様子を思い描きましょう。

- 今度は、恋人、家族、友人、共同体との関係におけるエネルギーバランスを感じましょう。何回か呼吸しながら、自らの望みを満たすと同時に、他の人々のためにも力を尽くす能力が自分にあると考えましょう。

- 人間関係に変化を起こすことで、自らのエネルギーバランスを調えると同時に、共同体にもより深く関われるようになる様子を思い描きましょう。

- 次に、何回か呼吸しながら、体、日課、人間関係や環境のエネルギーバランスを調えて暮らすことで、命により感謝するようになり、あらゆる才能や可能性が開花するさまを思い描きましょう。

- エネルギーのバランスがとれていることを意識しながら、次の言葉を声に出して、または心の中で3回唱えて下さい。

  全身のエネルギーバランスが調い、私は充分に、活力をもって生きていきます。

- ゆっくりとムドラを解き、何回か呼吸して、エネルギーのバランスを感じましょう。

- 瞑想を終えたら、静かに目を開けてください。全ての活動のバランス調整力が増していることでしょう。

4 タルジャニー・ムドラ
人差し指のムドラ

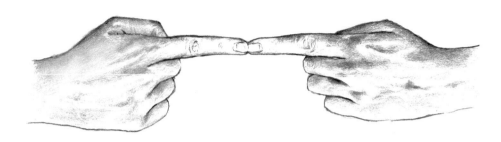

1. 手のひらを体側に向け、みぞおちの前で両手を保つ。
2. ゆっくりと人差し指の指先を押し合わせ、ほかの指は力を抜いて内側に丸める。
3. 肩の力を抜いて後方に押し下げ、両肘をやや体から離す。前腕を地面と平行にし、背筋を自然に伸ばす。
4. 爪が長い場合などは、人差し指同士をからませ、ゆっくり指を離しながらムドラを結ぶ方法でもよい。

主な効能
- 微細な心を開く。
- 胸部の圧迫感を楽にする。
- 肺活量を増やす。
- やる気が増すことで、うつ病の治療に効果が期待できる。

核となる特性
心を開く

注意・禁忌
なし

心のシンフォニーを奏でる

● タルジャニー・ムドラを結んで自然な呼吸を何回か行い、このムドラで呼び起こされる全ての感情と感覚に従います。

● 呼吸が穏やかに胸の辺り、肋骨、背中の上の方に向かい、開放感がもたらされるのを感じましょう。

● 息を吸うたびに胸があらゆる方向に同時に広がり、息を吐くとともに胸の辺りがより柔軟になり、リラックスするのに任せます。

● この拡張と収縮の自然なリズムによってスペースが生まれ、心の感受性が高まります。

● この瞑想法は、楽器の演奏のようなものです。調和のとれた演奏を行うと、人生の全ての活動が統合され、美しいシンフォニーが生まれます。

● まずは心を開き、自分を受け入れるところから始めましょう。何回か呼吸しながら、あなたのこれまでの行動や、これまでの自分を受け入れて下さい。人生には間違いなど存在せず、より大いなる調和の中で演奏するための教訓があるだけだということを悟りましょう。

● 自分を受け入れるにつれて感謝の念が生まれ、人生のあらゆる瞬間を大切な贈り物として歓迎し、そっと包みを解いて、心から贈り物を楽しめるようになります。

● 自分自身の中に感謝の念が広がってきたら、何回か呼吸しながら、思いやりの心がシンフォニーに加わるのに任せましょう。心の目が開き、万物は同じ幸福と調和を求めていることがわかるようになります。

● 慈悲の心が覚醒するにつれ、自然と心が開き、万物と心を通わせるようになります。他者を一つの大きな家族としてとらえ、誠実に愛情をもって接するようになります。

● これら全てが調和しながら溶け合い、心の中核をなすシンフォニーの指揮者が、万物への愛であることがわかります。シンフォニーの奏でる音楽が放射状に広がり、万物に届きます。

● 心が開いたことを意識しながら、次の言葉を声に出して、または心の中で3回唱えて下さい。
心の本質的な特性に同調し、自然と無条件の愛が開花します。

● ゆっくりとムドラを解き、何回か呼吸して、心の真の特質性のうちに安らぎましょう。

● 瞑想を終えたら、静かに目を開けてください。心の本質的な調和に、より同調できていることでしょう。

5 アングシュタ・ムドラ
親指のムドラ

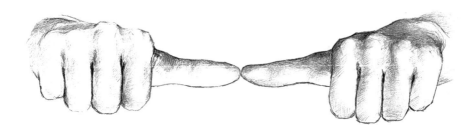

1. 手のひらを体側に向け、みぞおちの前で両手を保つ。
2. ゆっくりと親指の指先を押し合わせ、ほかの指は力を抜いて内側に丸める。
3. 肩の力を抜いて後方に押し下げ、両肘をやや体から離す。前腕を地面と平行にし、背筋を自然に伸ばす。
4. 親指同士をからませ、ゆっくり指を離しながらムドラを結ぶ方法でもよい。

主な効能
- 内なる導きを受けとり、世界に向けて明瞭に発信できる。
- 肩、喉、首のこりをほぐす。
- 頚椎を正しく配列する。
- 甲状腺の健康を支える。
- 話術と歌唱力を向上させる。

核となる特性
内なる声を聴く

注意・禁忌
なし

内なる声を聴く空間を作る

- アングシュタ・ムドラを結んで自然な呼吸を何回か行い、このムドラで呼び起こされる全ての感情と感覚に従います。

- 呼吸が穏やかに喉と首に向かい、広々とした感覚がもたらされるのを感じましょう。

- 喉と首周辺に広々とした感覚が広がるにつれ、内なる声をはっきりと聴きとれるようになり、そのメッセージを人生の旅の道しるべとすることができます。

- メッセージは言葉の時もあれば、映像、シンボル、直感、ほのかな感情などの時もあります。

- 内なる声の聴く力を高めるには、何回か呼吸しながら、人生の導きが欲しい事柄を思い浮かべましょう。

- ゆっくりと時間をかけて、受けとったメッセージに耳を傾け、その事柄を鮮明にしていきましょう。

- 導きを受けとったら、それが人生の旅のあらゆる面に浸透していく様子を思い描きます。

- 受けとった導きに敬意を表し、それを実生活に反映させ、人生に必要な変化を起こす自分の姿を想像しましょう。

- 内なる声を聴く力が高まったことを意識しながら、次の言葉を声に出して、または心の中で3回唱えて下さい。

  内なる存在の声に耳を傾けることで、人生の旅の清らかな導きを受けとります。

- ゆっくりとムドラを解き、何回か呼吸して、受けとった知恵を統合しましょう。

- 瞑想を終えたら、静かに目を開けてください。旅路の導きとなる内なる声への感受性が高まっていることでしょう。

6 ハーキニー・ムドラ

女神ハーキニーのムドラ

1. みぞおちの前で両手の手のひらを向かい合わせる。
2. ゆっくりと両手の同じ指同士の指先を合わせる。
3. 球体を持つように、両手で丸い形を作る。
4. 肩の力を抜いて後方に押し下げ、両肘をやや体から離す。前腕を地面と平行にし、背筋を自然に伸ばす。

主な効能
- 全体性と統合をもたらす。
- ヨガの完全呼吸法を助ける。
- 健康と癒やし全般を支える。
- 身体感覚を強化する。

核となる特性
統合する

注意・禁忌
なし

全ての層を統合する

- ハーキニー・ムドラを結んで自然な呼吸を何回か行い、このムドラで呼び起こされる全ての感情と感覚に従います。

- 呼吸のたびに吸う息が上半身の基盤となる部分から鎖骨へとのぼり、吐く息がなめらかに下りて、リラクゼーションと解放感が全身にもたらされるのを感じましょう。

- 何回か呼吸し、全身の呼吸によっておのずと統合と調和が高まるのを感じましょう。

- まずは3回の完全呼吸を左半身に向け、左半身の呼吸によって、受容的で直感的な面が自然と目覚めるのを感じましょう。

- 次に3回の完全呼吸を右半身に向け、右半身の呼吸によって、能動的でダイナミックな面がおのずと覚醒するのを感じましょう。

- 呼吸が左半身と右半身に均等に流れ、両半身が溶け合って調和ある統合がなされるのを感じましょう。

- 両半身が完全に統合されたら、今度は体を前と後ろの2つに分けます。まずは、3回の完全呼吸を体の後ろ側に向けましょう。

- 体の後ろ側の呼吸によって、思考や感情の土台となっている根深い思いこみが潜む、潜在意識に同調できるようになります。

- 次に3回の完全呼吸を体の前側に向け、意識的な面、つまり性格を形作る習慣や特性に同調します。

- それが終わったら、今度は体の後ろ側と前側に均等に呼吸を向け、無意識と意識を溶け合わせ統合させましょう。

- 左半身と右半身、後ろ側と前側が完全に統合されたら、今度はウエストを境目にして、体を上半身と下半身の2つに分けます。

- まずは3回の完全呼吸を下半身に向け、確かな拠り所と安定性をもたらします。身体の内側に完全に「いる」ことを感じましょう。

- 次に、3回の完全呼吸を上半身に向け、精神に同調し、生まれながらに持つ精神的な扉を開きます。

- 今度は下半身と上半身に均等に呼吸を向け、物質面と精神面を調和させます。

- 最後に、深く自由に全身への呼吸を行い、左半身と右半身、後ろ側と前側、下半身と上半身が溶け合い、調和ある統合がなされるのを感じましょう。

- 統合が高まったことを意識しながら、次の言葉を声に出して、または心の中で3回唱えて下さい。
  体のあらゆる領域の統合を通じて、完全な調和を体験します。

- ゆっくりとムドラを解き、完全な統合を感じましょう。

- 瞑想を終えたら、静かに目を開けてください。調和の感覚が高まっていることでしょう。

7 カニシュタ・シャリーラ・ムドラ
上体下部のムドラ

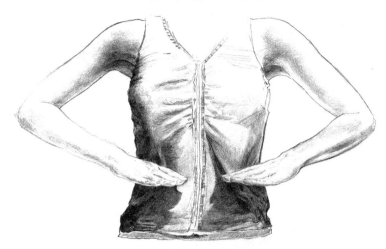

1. 肋骨のすぐ下のウエストに親指と人差し指のあいだの水かきを当て、親指が後方、ほかの指が前方を向くようにする。
2. 親指以外の指をそろえ、手のひらと前腕を地面と平行にする。
3. 両肘を体から離し、肩の力を抜いて後方に押し下げ、背筋を自然に伸ばす。

主な効能
- 上体下部とつながる。
- 呼吸に重要な横隔膜を活性化し、腹式呼吸をより完全にする。
- 消化を改善する。
- 腰のこりをほぐす。
- 落ちつきと集中力をもたらす。
- 自信を養う。

核となる特性
上体下部の呼吸を調える

注意・禁忌
なし

上半身 下の部分の呼吸を覚醒させる 腹式呼吸

- カニシュタ・シャリーラ・ムドラを結んで自然な呼吸を何回か行い、このムドラで呼び起こされる全ての感情と感覚に従います。

- 息を吸うたびに両手が自然と離れ、息を吐くたびに両手が自然と近づくのを感じましょう。

- 何回か呼吸しながら、呼吸と同調した両手の動きによって横隔膜が活性化され、より深い呼吸が可能になるのを感じましょう。

- 自然と長くなった吐く息が、下りて上半身の基盤となる部分に向かい、支えられる感覚と確かな拠り所がもたらされるのを感じましょう。

- 確かな拠り所が自然と深まったら、何回か呼吸して上半身の下の方を意識し、しっかりした支えのある土台となる部分を作ります。

- 上半身の土台となる部分の支えが強化されることで、呼吸が自然と肺の下の方に向けられ、二酸化炭素と酸素が最大限に交換されるのを感じましょう。

- 肺の下の方の呼吸が拡がるにつれ、リズミカルな腹式呼吸が増え、自然と消化器官がマッサージされ、消化機能のバランスが調えられるのを感じましょう。

- また、横隔膜のリズミカルな動きによってポンプ効果が生まれ、上半身の下の方の体液がより効果的に上の方に引き上げられるのを感じましょう。

- さらに深い腹式呼吸に同調するにつれ、副腎と腎臓へのマッサージ効果によって、機能が改善されるのを感じるようになります。

- 今度は、長くなった吐く息によって腰のこりが自然とほぐれ、腰まわりの内側がマッサージされることで、上半身の下の方全体にリラクゼーションとこりの症状が緩和されるのを感じましょう。

- 上半身の下の方のこりがほぐれるにつれ、手とお腹と呼吸のリズミカルな動きによって頭も自然と安らぎ、心地よさと静かで穏やかな感じがもたらされます。

- 呼吸に完全に同調し、土台となる部分が強化され、静穏さが高まることで、人生の旅路がしっかりと支えられるようになります。

- 支えられる感覚を意識しながら、次の言葉を声に出して、または心の中で3回唱えて下さい。

  上半身の下の方の呼吸に同調し、私はしっかりと支えられて旅路を歩むことができます。

- ゆっくりとムドラを解き、何回か呼吸して、上半身の下の方の呼吸の感覚を完全に統合しましょう。

- 瞑想を終えたら、静かに目を開けてください。支えられる感覚と確かな拠り所が高まっていることでしょう。

8 マディヤマ・シャリーラ・ムドラ
上体中部のムドラ

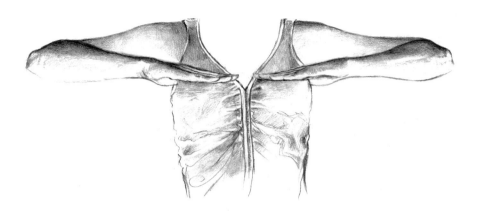

1. 親指をできるだけ他の4本の指から
   離し、4本の指はそろえる。
2. 親指で脇の下の中心を優しく押し、
   人差し指の親指側の側面を胸の上部
   に当てる。
3. 手のひらと前腕を地面と平行にする。
4. 肩の力を抜いて後方に押し下げ、背
   筋を自然に伸ばす。

主な効能
- 上体中部とつながる。
- 特に肺中部の肺活量を増やす。
- 背中中部のこりをほぐす。
- 免疫機能を支える。
- 開放感をもたらす。

核となる特性
上体中部の呼吸を調える

注意・禁忌
乳がんやリンパ腺がんがある場合は、
リンパ節への圧迫は行わない。

- マディヤマ・シャリーラ・ムドラを結んで自然な呼吸を何回か行い、このムドラで呼び起こされる全ての感情と感覚に従います。

- 息を吸うたびに両手が自然と離れ、息を吐くたびに両手が自然と近づくことに気づきましょう。

- 何回か呼吸しながら、息を吸うたびに胸の辺りが均等に拡がり、息を吐くたびに胸の辺りと背中の上の方が柔軟になり、完全にリラックスするのを感じましょう。

- 胸式呼吸に深く同調するにつれ、胸の辺りのこりが自然とほぐれ、肩甲骨の可動域が広がります。

- この両手と呼吸のリズミカルな動きによって、脇の下のリンパ節が穏やかにマッサージされ、リンパ系の機能が改善されるのを感じましょう。

- 上半身の中心の呼吸が深まると、胸骨周辺のこりがほぐれ、おのずと胸腺の血行が促進され免疫系の機能が改善します。

- 胸の辺り全体でのびのびと呼吸できるようになるにつれ、スペースが生まれます。

- 何回か呼吸しながら、心臓が呼吸するような感覚をつかんで下さい。心臓の呼吸によって、あらゆる感情がより容易に生じ、消え去るようになります。

- 感情を受け入れることで、自分自身や他人や人生の旅路の全てを、より広い心で受け入れられるようになります。

- 開放性と満ち足りた感覚が高まったことを意識しながら、次の言葉を声に出して、または心の中で3回唱えて下さい。

  上半身の中心の呼吸に同調することで、人生をあまさず受け入れられるようになります。

- ゆっくりとムドラを解き、何回か呼吸して、上半身の中心の呼吸の感覚を完全に統合しましょう。

- 瞑想を終えたら、静かに目を開けてください。開放性が高まっていることでしょう。

9 ジェシュタ・シャリーラ・ムドラ
上体上部のムドラ

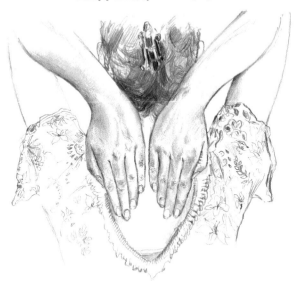

1. 肩は下げつつ、両腕をまっすぐ上に
   上げる。
2. 肘を曲げ、手のひらを肩甲骨に乗せ、
   肘は外に開く。
3. 肩は力を抜いて下げ、頭頂は引き上
   げる。首の両側はやや後方に倒す。
4. 背筋を自然に伸ばす。

主な効能
- 上体上部とつながる。
- エネルギーと活力をもたらす。
- 甲状腺周辺の血行を改善する。
- 五感を刺激する。
- やる気と創造性を高める。
- 無限の可能性を目覚めさせる。

核となる特性
上体上部の呼吸を調える

注意・禁忌
高血圧、心臓病、偏頭痛、緑内障、甲
状腺機能亢進症がある場合は実践禁
止。肩や首に問題を抱えている場合
は、代わりにアングシュタ・ムドラを実
践してもよい。

- ジェシュタ・シャリーラ・ムドラを結んで自然な呼吸を何回か行い、このムドラで呼び起こされる全ての感情と感覚に従います。

- 呼吸が自然と胸の一番上辺り、鎖骨、喉、首に向かい、拡がっていく感覚がもたらされるのを感じましょう。

- 息を吸うたびに脊柱が自然と伸び、椎骨と椎骨のあいだに隙間が生まれるのを感じましょう。

- 息を吐くたびにこりがほぐれ、肩と鎖骨が自然と下の方に向かって柔軟になります。

- 呼吸が胸の上の辺り、喉、首に容易に流れるようになったら、何回か呼吸して、甲状腺の血行が促進し、エネルギーと活力のレベルが強化されるのを感じましょう。

- 上半身の一番上の部分に自由に呼吸が流れるようになるにつれ、自然と地平線が広がり、人生の旅路をより開かれた心で見通せるようになります。

- 人生を開かれた心で見つめながら何回か呼吸して、拡がりと清らかさが高まるのを感じ、自分自身の無限の可能性を思い描きましょう。

- 拡がりが高まったことを意識しながら、次の言葉を声に出して、または心の中で3回唱えて下さい。

  上半身の上の方の呼吸を拡げることで、自分自身の無限の可能性に目覚めます。

- ゆっくりとムドラを解き、何回か呼吸して、上半身の上の方の呼吸の感覚を完全に統合しましょう。

- 瞑想を終えたら、静かに目を開けてください。無限の可能性への気づきが増していることでしょう。

10 プールナ・スワラ・ムドラ
完全呼吸法のムドラ

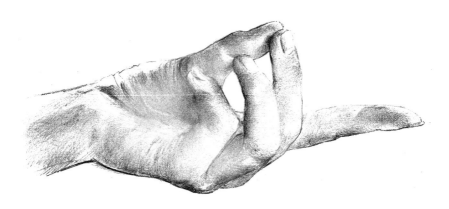

1. 小指の先を親指の根元に当てる。
2. 薬指の先を親指の第1関節に当てる。
3. 中指の先を親指の先に当てる。
4. 人差し指をまっすぐ伸ばし、両手の甲を腿か膝の上に置く。
5. 肩の力を抜いて後方に押し下げ、背筋を自然に伸ばす。

主な効能
- ヨガの完全呼吸法を助けることで、呼吸器疾患に効果が期待できる。
- 上体全体のこりをほぐす。
- 全器官系の健康と癒やしを支える。
- 体と精神と魂を統合する。

核となる特性
完全呼吸法を調える

注意・禁忌
なし

呼吸の全ての領域を覚醒させるヨガの完全呼吸法

- プールナ・スワラ・ムドラを結んで自然な呼吸を何回か行い、このムドラで呼び起こされる全ての感情と感覚に従います。

- 呼吸が上半身の土台となる部分から首まで自由に流れ、その後またなめらかに下の方に戻るのを感じましょう。

- 吸う息が、上半身の下の方から始まって体の各部分を次々に覚醒させ、胸の辺りへと上昇し、最後に鎖骨、肩、首に満ちるのを感じましょう。

- 息を吐くとともに呼吸の波が下の方へ流れ、鎖骨と胸の辺りに深い解放感をもたらし、最後にお腹の辺りを完全に内側に引き入れるのを感じましょう。

- 時間をかけて、穏やかな波のような呼吸の動きに同調して下さい。呼吸の動きが全身をめぐり、統合と調和の感覚が自然と高まります。

- 呼吸の波が自由に流れるにつれ、肺の各部分における呼吸の拡がりへの感受性が自然と高まります。

- 吸う息とともにまず肺の下の方が、続いて肺の中心が、最後に肺の上の方が拡がり、空気に満たされるのを感じましょう。

- 吐く息とともに体内の空気が徐々に放出され、まず肺の上の方が、次に肺の中心が、最後に肺の下の方が完全に空になるのを感じましょう。

- 何回か呼吸しながら、呼吸の波が肺の背中側、前側と側面を均等に満たし、充足感と活力をもたらすのを感じて下さい。

- 呼吸の波が容易に流れるようになるにつれ、呼吸を防げる障害物が自然と取り除かれ、生命エネルギーが全身を自由に駆けめぐるようになります。

- 完全呼吸法によって、肺の全体と全身に統合と調和がもたらされる様子を、時間をかけて感じとりましょう。

- 自由な呼吸を意識しながら、次の言葉を声に出して、または心の中で3回唱えて下さい。

  完全呼吸法に同調し、大いなる統合と調和を体験します。

- ゆっくりとムドラを解き、何回か呼吸して、完全呼吸法の感覚をあまさず統合しましょう。

- 瞑想を終えたら、静かに目を開けてください。統合と調和の感覚が強まっていることでしょう。

アディ・ムドラ

根源の静寂のムドラ

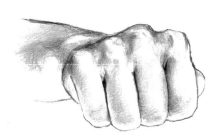
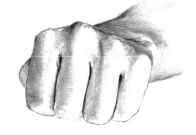

1. 親指を軽く握って、ゆるいこぶしを作る。
2. 手のひらを下にして、両手のこぶしを腿か膝の上に置く。
3. 肩の力を抜いて後方に押し下げ、背筋を自然に伸ばす。

主な効能
- 自分自身の本質的な静けさとのつながりを深める。
- 骨を強くし、骨密度を高める。
- 確かな拠り所をもたらす。
- 不安障害の治療に効く。
- 座位の瞑想を助ける。

核となる特性
静止する

注意・禁忌
血圧を低下させるため、低血圧の人は十分な注意が必要となる。

- アディ・ムドラを結んで自然な呼吸を何回か行い、このムドラで呼び起こされる全ての感情と感覚に従います。

- 呼吸が穏やかに下りて上半身の基盤となる部分に向かい、安定性と確かな拠り所がもたらされるのを感じましょう。

- 息を吸ったあと自然に息を止めることによって、心身が深く安らぐ静けさのスペースが広がるのを、時間をかけて感じましょう。

- 静けさが体の各部分を包みこむにつれ、真の自分自身の反映である完全な平安と調和を体験します。

- まずは何回か呼吸しながら、骨盤と両足に静けさを染みこませ、確かな基盤を形成します。

- 次に、お腹、みぞおち、腰、背中の中心で呼吸を静かに止めて、完全にリラックスさせます。

- 呼吸が上半身の下の方で止まり、静けさが感じられたら、何回か呼吸するあいだに、心臓、肺胸、背中の上辺りに静けさの状態が拡がるのを感じましょう。

- 静けさが肩、腕、手、指先を満たすようになり、これらの部分を静かに統合します。

- 最後に首と頭が止まると、全ての感覚が自然と内向きになり、感覚が穏やかに安らぎます。

- 全ての層が穏やかに呼吸する静寂を、時間をかけて感じましょう。

- 本質的な静寂を意識しながら、次の言葉を声に出して、または心の中で3回唱えて下さい。

  完全な静けさに包まれ、平安と穏やかさを味わいます。

- ゆっくりとムドラを解き、何回か呼吸して、完全なる静けさに安らぎましょう。

- 瞑想を終えたら、目を開けてください。真の自己の静けさに留まれることでしょう。

12 アド・メルダンダ・ムドラ
背骨の基部のムドラ

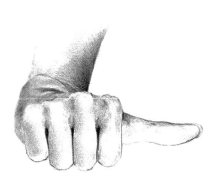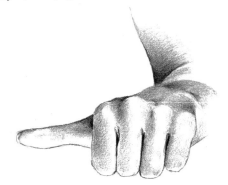

1. 親指を外に突きだし、残りの指を丸める。
2. 親指を真横に伸ばす。
3. 手のひらを下にして両手を腿の上に置き、親指の先同士がまっすぐ互いを指すようにする。
4. 肩の力を抜いて後方に押し下げ、背筋を自然に伸ばす。

主な効能
- 心身の中心が定まる。
- 骨盤の安定感が増す。
- 生殖器系と泌尿器系の健康を支える。
- 感情面の落ちつきが深まる。

核となる特性
中心軸を定める

注意・禁忌
なし

- アド・メルダンダ・ムドラを結んで自然な呼吸を何回か行い、このムドラで呼び起こされる全ての感情と感覚に従います。

- 息を吸うたびに呼吸が内に引き入れられて骨盤の中央に向かい、息を吐くたびに呼吸が中心から両手両足の方へと放射されるのを感じましょう。

- 何回か呼吸しながら、このような呼吸とエネルギーの内外への動きに同調しましょう。中心軸が定まる感覚が自然と深まります。

- 息を吸うとともに骨盤の中央に同調し、息を吐くとともに、エネルギーの輪がみぞおちからお尻までを覆うところを思い描きましょう。

- 何回か呼吸しながら、エネルギーの輪が骨盤、腹部、上半身の基盤となる部分に滋養を与え、自然と中心軸が定まるのを体験しましょう。

- 息を吐くとともに体の中心にエネルギーを集中させ、息を吸うとともにエネルギーの輪が広がり、胸の辺りから膝までを覆うところを思い描きましょう。

- 何回か呼吸しながら、この拡がるエネルギーの輪が心臓、肺、消化器官にあまねく滋養を与えるのに任せて下さい。

- 息を吐くとともに骨盤の中央に同調し、息を吸うとともにエネルギーの輪が外側に拡がり、頭の先から足の裏まで、腕全体も含めた全身を覆い隠すのに任せましょう。

- 何回か呼吸しながら、エネルギーの輪が骨盤の中央から両手両足に向かって放射状に広がり、続いて体の中心に向かって内側に収束し、中心軸が自然と定まるのを感じましょう。

- 中心軸がより定まることで、おのずと人生の旅路のどの瞬間にも、落ちついて静かに自分自身の奥底に留まれるようになります。

- 中心軸が定まったことを意識しながら、次の言葉を声に出して、または心の中で3回唱えて下さい。
  体の中心軸が定まり、完全な落ちつきとともに旅路を歩みつづけます。

- ゆっくりとムドラを解き、何回か呼吸して、私自身の中心に安らぎましょう。

- 瞑想を終えたら、静かに目を開けてください。中心軸がより定まっていることでしょう。

13 メルダンダ・ムドラ

背骨のムドラ

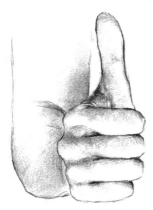 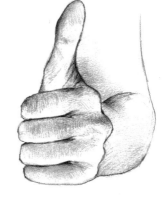

1. 親指を外に出してこぶしを握る。
2. 親指以外の指の爪でそっと手のひらを圧迫しながら、親指の先を上に向ける。
3. 両手を腿か膝の上に置く。
4. 肩の力を抜いて後方に押し下げ、背筋を自然に伸ばす。

主な効能
- 大地と空をつなぐエネルギー軸と同調する。
- 背骨の配列を正し、最適な空間を作り出すことで、全ての臓器や器官系の機能を高める。
- 自分自身の物質面と精神面を統合する。
- 活力と安定性の理想的なバランスを養う。

核となる特性
一直線になる

注意・禁忌
なし

大地と空をつなぐ軸と一致する

- メルダンダ・ムドラを結んで自然な呼吸を何回か行い、このムドラで呼び起こされる全ての感情と感覚に従います。

- 息を吸うたびに呼吸が上体の基盤となる部分から頭頂まで上昇し、エネルギーが高まる感覚がもたらされるのを感じましょう。

- 息を吐くたびに呼吸が頭頂から上体の基盤となる部分まで下がり、リラクゼーションと確かな拠り所が高まるのを感じましょう。

- 時間をかけてリズミカルな呼吸に従い、大地と空をつなぐエネルギーの軸が、中心を通っているのを感じましょう。

- まずは、食物鞘におけるエネルギーの軸を体感しましょう。呼吸のたびに吸う息が長くなり、背骨がまっすぐに伸びる一方で、息を吐くたびに背骨がリラックスし、自然なカーブが戻るのを感じましょう。

- 背骨がまっすぐに伸びたら、何回か呼吸しながら、神経路に隙間が生まれるのを感じて下さい。エネルギーが脊柱を離れ、全身に滋養を与えるのがわかるでしょう。

- 体が大地と空をつなぐ軸と一直線になるにつれ、体におけるエネルギー軸への感受性も高まります。

- 息を吸うたびに、上体の基盤となる部分から頭頂まで続く気道に沿って、エネルギーが上昇するのを感じましょう。

- 息を吐くたびに、頭頂から発せられたエネルギーが上体の基盤となる部分に下がり、エネルギーの流れを妨げる障害物を除去するのを感じましょう。

- 何回か呼吸しながら、大地と空をつなぐエネルギー軸の流れを体験し、体全体の統合と調和を高めて下さい。

- 物質的な層とエネルギーの層が同一線上に並ぶと、感情面の統合と調和が感じられます。

- 大地と空をつなぐ軸に沿って呼吸しながら、思考や感情や言動が自然と統合されるのを感じましょう。心の最も奥底にある価値観や信念に一致できるようになります。

- 軸に溶け込むことで、私自身の全ての層における完全な一致を味わい、人生の旅路のあらゆる瞬間に調和し、生きられるようになります。

- 軸と一直線になったことを意識しながら、次の言葉を声に出して、または心の中で3回唱えて下さい。
  大地と空をつなぐ軸と一直線になることで、体と呼吸と精神の完全なる統合を味わいます。

- ゆっくりとムドラを解き、何回か呼吸して、大地と空をつなぐ軸に安らぎましょう。

- 瞑想を終えたら、静かに目を開けてください。私自身の全ての層が完全に同一線上に並んでいることでしょう。

14 ウールドヴァム・メルダンダ・ムドラ
背骨の上部のムドラ

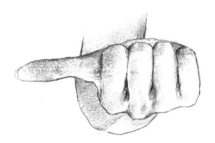 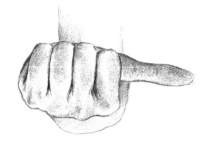

1. 親指を外に出してこぶしを握り、親指以外の指の爪でそっと手のひらを圧迫する。
2. 両手の甲を腿か膝の上に置く。
3. 両手の親指を真横に伸ばす。
4. 肩の力を抜いて後方に押し下げ、背筋を自然に伸ばす。

主な効能
- 開放性、楽観主義、やる気がもたらされ、視野が広がる。
- 背中上部、特に肩甲骨のあいだのこりをほぐす。
- 特に肺の背中側の肺活量を増やす。

核となる特性
拡張する

注意・禁忌
エネルギーを活性化させるため、高血圧、心臓病、偏頭痛がある場合は十分な注意が必要となる。

背中で自由に呼吸し解放される

● ウールドヴァム・メルダンダ・ムドラを結んで自然な呼吸を何回か行い、このムドラで呼び起こされる全ての感情と感覚に従います。

● 呼吸が自然と胸の上、肋骨、背中の上に向かい、拡がっていく感覚がもたらされるのを感じましょう。

● 何回か呼吸しながら、息を吸うたびに胸の辺りが水平に広がり、肺活量が増えること、また息を吐くたびに上半身が柔らかくなり、完全にリラックスすることに気づきましょう。

● 呼吸に合わせて胸の辺りが伸縮するとともに、息を吸うたびに両肩が互いに離れ、息を吐くたびに両肩が内向きに柔軟になります。それにより、背中の上の方のこりが自然とほぐれるのを感じましょう。

● こりがほぐれるにつれ、左右の肩甲骨のあいだに隙間が生まれ、上半身を呼吸のエネルギーが自由に流れるようになります。

● 呼吸のエネルギーが自由に流れるにつれ、背中に生まれる感覚に溶け込むことができるようになります。

● 何回か呼吸しながら、こうした感覚を批判したり分析したりすることなく、ありのままに受け入れてみましょう。

● 呼吸が自由になるにつれ、見てもらいたがっている、あるいは解放されたがっている情緒や感情もまた、表面に現れてくることに気づきましょう。

● こうした感覚や感情を全て受け入れることで、感覚や感情は次第に柔軟になり、呼吸とともに消えていきます。

● 上半身が軽く、とても楽になることによって、胸の辺り全体が自然と拡がり、まるで翼が広がったかのように、自分自身の無限の可能性に気づけるようになります。

● 何回か呼吸しながら、広げた翼で自由に空を飛び、開かれた呼吸と、私自身が広がる感覚を体験しましょう。

● 呼吸とその存在の広がりを意識しながら、次の言葉を声に出して、または心の中で3回唱えて下さい。

背中で自由に呼吸することで、自分の無限の可能性に心を開きます。

● ゆっくりとムドラを解き、何回か呼吸して、完全な開放感に安らぎましょう。

● 瞑想を終えたら、静かに目を開けてください。自分自身の全ての層で、拡がる感覚が増していることでしょう。

15 プリティヴィ・ムドラ

アンナマヤ・コーシャ（食物鞘）のための
大地のムドラ

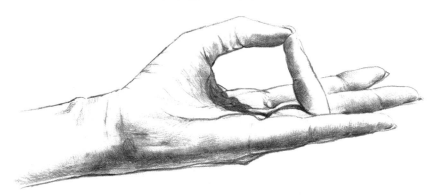

1. 親指の先を薬指の先と合わせ、その他の指は伸ばす。
2. 両手の甲を腿か膝の上に置く。
3. 肩の力を抜いて後方に押し下げ、背筋を自然に伸ばす。

主な効能
- 身体感覚を高める。
- 姿勢を改善する。
- ストレスと高血圧が緩和される。
- 排泄器系の健康を支える。
- 安心感をもたらす。

核となる特性
身体感覚を高める

注意・禁忌
なし

自分が肉体のうちにあって完全にくつろぐ

- プリティヴィ・ムドラを結んで自然な呼吸を何回か行い、このムドラで呼び起こされる全ての感情と感覚に従います。

- 呼吸が穏やかに上半身の基盤となる部分に向かい、安定と確かな拠り所が高まるのを感じましょう。

- 吐く息が自然に長くなり、平静さがもたらされ、食物鞘に心地よく安らげるようになるのを感じましょう。

- まずは、つま先、足、足首への気づきを高めましょう。時間をかけて、この領域に完全に存在するようにして下さい。

- 今度は足首から膝までの気づきに意識を集中し、この領域の輪郭、容積、密度を感じながら、何回か呼吸して、完全に存在するようにします。

- 次は腿に気づきを向け、ここで生じる全ての感覚や感情を抱きながら、意識がこの領域に帰っていくのに任せましょう。

- 何回か呼吸しながら、腰、骨盤、お尻に気づきを向け、確かな拠り所と安定性が増していることを体感しつつ、この領域とその下の大地との接点を感じましょう。

- 大地にしっかりとつながったら、お腹、ウエスト、腰に気づきを向けます。

- 何回か呼吸しながら、みぞおちと背中の中心に気づきを向け、輪郭、容積、密度を感じながら、胴の中ほどの領域に完全に存在するようにします。

- 今度は胸、肋骨、背中の上の方に気づきを向け、何回か呼吸しながら、全ての感覚や感情を体感し、この領域に意識が自然と帰っていくのに任せます。

- 次は、気づきが肩、腕、肘、手を覆うのに任せて下さい。じっくり時間をかけて、腕全体に完全に「いる」ようにしましょう。

- 何回か呼吸しながら、首、喉、頭への気づきが高まるのを感じ、この領域が柔軟になり、完全にリラックスするのに任せましょう。

- この瞑想の締めくくりに、食物鞘の全ての領域に同時に存在することによって、自分が肉体のうちにあって、完全にくつろぐことができるでしょう。

- 全身に存在しながら、次の言葉を声に出して、または心の中で3回唱えて下さい。**肉体の層に完璧に存在することで、完全な安らぎと調和を体験します。**

- ゆっくりとムドラを解き、何回か呼吸して、完全な身体感覚を体験しましょう。

- 瞑想を終えたら、静かに目を開けてください。肉体の層であるアンナマヤ・コーシャ（食物鞘）のうちに、完全に存在できていることでしょう。

16 ヴィッタム・ムドラ

プラーナマヤ・コーシャ（生気鞘）のための
生気のムドラ

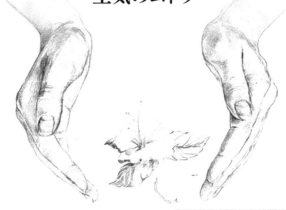

1. 両手をかすかに丸め、下腹部の前で30cmほど離して手のひらを向かい合わせる。
2. 吸気とともに自然と両手を離し、呼気とともにゆっくりと元の位置に戻す。
3. 肩の力を抜いて後方に押し下げ、背筋を自然に伸ばす。

主な効能
- 微細なエネルギーが再び自由に流れるようになる。
- 生殖器系と泌尿器系の健康を支える。
- 腰のこりをほぐす。
- 活力を目覚めさせる。

核となる特性
生命エネルギーの自由な流れを助ける

注意・禁忌
なし

活力の改善を体験する

- ヴィッタム・ムドラを結んで自然な呼吸を何回か行い、このムドラで呼び起こされる全ての感情と感覚に従います。
- 呼吸が穏やかに骨盤とお腹に向かうのを感じ、この領域を生命エネルギーの内なる源泉として体感しましょう。
- 何回か呼吸しながら、呼吸に合わせてお腹が上下し、内なるエネルギーの源とのつながりが深まるのを感じましょう。

- リズミカルな呼吸の延長として、両手の動きを体感しましょう。吸う息とともに両手を離し、吐く息とともに両手をそっと近づけます。

- 両手と呼吸とお腹の動きが一致したら、内なる源の活力あるエネルギーが目覚めたことをゆっくりと感じて下さい。

- エネルギーが自然と大きくなるにつれ、生命エネルギーの自由な流れがよみがえり、健康と活力のレベルが改善されます。

- 吸う息とともに意識が内なる源に安らぎ、吐く息とともにプラーナが足全体に送られ、この領域が生命エネルギーの滋養で満たされます。

- 何回か呼吸しながら、腹式呼吸に合わせて、足が伸び縮みするのを感じましょう。

- 吸う息とともに内なる源の心地よさに立ち戻り、吐く息とともに生命エネルギーがおしりと腰に完全に染みこむのを感じましょう。

- リズミカルな呼吸に合わせてこれらの領域が脈動し、生命エネルギーの滋養に満たされるのを感じましょう。

- 吸う息とともに内なる源に立ち戻り、吐く息とともにプラーナが自然とみぞおち、胸、背中の中心、背中の上に沁みこむのに任せましょう。

- これらの領域がリズミカルな腹式呼吸に合わせて伸び縮みし、生命エネルギーで満たされるのを体験して下さい。

- 足と胴体に完全に滋養が行き渡ったら、今度は肩、腕、手に送り、腕全体をエネルギーで満たして下さい。

- 何回か呼吸しながら、これらの領域がリズミカルな腹式呼吸に合わせて伸び縮みし、生命エネルギーで満たされるのを感じましょう。

- 吸う息とともに内なる源の活力に立ち戻り、吐く息とともに首と頭を生命エネルギーに浸しましょう。

- これらの領域がリズミカルな呼吸に合わせて穏やかに伸び縮みし、プラーナで満たされるのを体感しましょう。

- 時間をかけて、生命エネルギーが内なる源から外に向かって放射されるのに任せましょう。

- 生気鞘に同調し、次の言葉を声に出して、または心の中で3回唱えて下さい。
  生命エネルギーが存在全体を自由に流れるにつれ、活力の改善を体験します。

- ゆっくりとムドラを解き、何回か呼吸して、生命エネルギーの滋養を体験しましょう。

- 瞑想を終えたら、静かに目を開けてください。エネルギー体であるプラーナマヤ・コーシャが、完全に滋養に満たされていることでしょう。

17 プールナ・フリダヤ・ムドラ

マノマヤ・コーシャ（意思鞘）のための 開いた心臓のムドラ

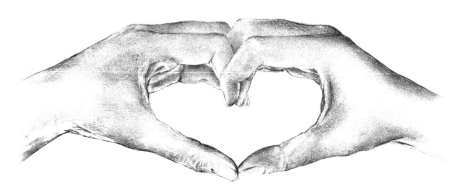

1. 心臓の前で両手の手のひらを向かい合わせ、指先を上に向ける。
2. 親指以外を内側に丸め、人差し指を心臓側にして、左右の指の上半分を内向きに交互に組み合わせる。
3. 親指を下に伸ばし、左右の親指の先を合わせて、ハートの形を作る。
4. 肩の力を抜いて後方に押し下げ、両肘を体から離し、背筋を自然に伸ばす。

主な効能
- 心理・感情面が苦手でなくなる。
- 胸部の筋肉のこりをほぐす。
- 肺活量を増やす。
- 免疫力を高める。
- うつ病の治療に効く。

核となる特性
思考と感情を尊ぶ

注意・禁忌
なし

感情の波に乗る

- プールナ・フリダヤ・ムドラを結んで自然な呼吸を何回か行い、このムドラで呼び起こされる全ての感情と感覚に従います。

- 息を吸うたびに胸郭が均等に広がり、息を吐くたびに胸、肋骨、背中の上の方が柔らかくなり、完全にリラックスするのを感じましょう。

- 胸郭が呼吸に合わせて伸び縮みするにつれ、心臓のチャクラのうちに開放性が増すのを、時間をかけて感じとりましょう。

- 心臓のチャクラが徐々に開くにつれ、心理・感情面をよりたやすく受け入れるようになり、思考や感情を歓迎し、それらが自由に生まれては消えていくに任せられるようになります。

- まずは好ましい考えが浮かぶのに任せ、それに付随して自然と湧いてきた感情を経験しましょう。

- この感情をありのままに抵抗することなく受け入れることで、感情が呼吸に合わせて、純粋なエネルギーの波として感じられるようになります。

- 息を吸うたびに感情の頂点に達し、息を吐くたびに心理・感情面全体で、より大きな安らぎと解放を味わいましょう。

- 感情の波に楽に乗れるようになったら、何回か呼吸しながら、心臓のチャクラが生命エネルギーの滋養で満たされるのを感じましょう。

- 心臓がより完全に開くにつれ、もっと手強い思考や感情も、純粋なエネルギーの波として徐々に受け入れられるようになっていきます。

- この能力を高めるには、手強い思考をあえて自らのうちに生じさせ、それに付随する感情を体感してみるのがよいでしょう。

- 時間をかけて、この手強い感情が純粋なエネルギーの波と感じられるようになるまで待ち、呼吸とともにこの波に乗ってみましょう。

- 息を吸うたびに、心に生じる緊張や抵抗を受け入れ、息を吐くたびに、こうした緊張を解放して、軽快に、気楽に感情の波に乗ってみましょう。

- 気楽に感情の波に乗れるようになったら、何回か呼吸して、心臓のチャクラが自然と静かなる穏やかさと平安に満たされるのを感じましょう。

- 心臓のチャクラが静かなる穏やかさに満たされるにつれ、自然と心理・感情面を司る意思鞘を、より完全に受け入れられるようになります。

- 満ち足りた感覚が増したことを自覚しながら、次の言葉を声に出して、または心の中で3回唱えて下さい。

  感情の波に乗ることで、意思鞘においてより大きな安心感を感じるようになります。

- ゆっくりとムドラを解き、何回か呼吸して、純粋なエネルギーである感情の波に乗ることで生じる、安心感などに安らぎましょう。

- 瞑想を終えたら、静かに目を開けてください。心理・感情面を司るマノマヤ・コーシャ（意思鞘）のうちで、より安らげるようになっていることでしょう。

18 チッタ・ムドラ

ヴィジュニャーナマヤ・コーシャ（理智鞘）のための 観察する意識のムドラ

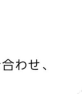

1. 人差し指の腹と親指の先を合わせ、他の3本の指は伸ばす。
2. 胸の前で、体から少し離して両手を合わせる。両手の中指と薬指と小指の腹を合わせる。
3. 左右の親指の側面を合わせる。左右の人差し指の指先を合わせ、人差し指の線が大地と平行になるようにする。
4. 肩の力を抜いて後方に押し下げ、両肘を体から離し、背筋を自然に伸ばす。

主な効能
- 観察によって、自分を縛る思いこみから自由になる。
- 肩と首のこりをほぐす。
- 知性が研ぎ澄まされ、清澄になる。

核となる特性
内なる観察者を覚醒させる

注意・禁忌
なし

内なる観察者を覚醒させる

- チッタ・ムドラを結んで自然な呼吸を何回か行い、このムドラで呼び起こされる全ての感情と感覚に従います。
- 呼吸が穏やかに胸の上、首、頭に向かい、拡張する感覚がもたらされるのを感じましょう。
- 拡張する感覚が増すにつれ、自然と知恵の中心である第三の目に気づきが向けられます。

- 知恵の中心に同調するにつれ、自然と内なる観察者が覚醒し、心身に生じる全てのことを客観性と清らかさをもって観察する能力が向上します。

- 観察力を高めるには、何回か呼吸しながら、額の前に、頭に浮かぶ思考、感情、記憶がそのまま投影されるスクリーンがあると想像してみましょう。

- まずはそのスクリーン上に、とても幸せだった時と場所を思い描きましょう。細かいディテールを描きながらも、目に映る全てを観察する立場を保ちます。

- 映像を思い浮かべることで、いろいろな感情が湧き上がってくるかもしれません。何回か呼吸しながら、完全には受け入れることなく、そうした感情を体感しましょう。

- 受け入れずに観察する能力が高まるにつれ、おのずと客観性と清らかさが増大することに気づくでしょう。

- 今度はスクリーン上に、困難だった時と場所を思い描きましょう。何回か呼吸しながら、動揺せずに追体験することのできる出来事を選んで下さい。

- 困難な出来事に関連した映像がスクリーンに投影されたら、完全には受け入れることなく、それに付随する感情が自然と湧き上がるに任せて下さい。

- 抵抗感のない映像や感情と共存する能力が高まってきたら、何回か呼吸しながら、重苦しさや密度が自然と解消されていくのを感じて下さい。

- 軽快さや気楽さを体感したら、時間をかけて、客観性や清らかさが自然と増大するのを感じましょう。

- 今度はスクリーン上に、幸せだった場面と困難だった場面の両方を同時に投影し、観察してみましょう。何回か呼吸しながら、観察力を深めていきます。

- 両方の場面を思い描くうちに、自分はスクリーン上の映像でも、それに付随する感情でもなく、心身に生じるもの全てを観察する、今そこにある意識であることがわかるでしょう。

- 何回か呼吸しながら、観察する意識のうちに安らいで下さい。観察力の高まりによって自然と開花する、内なる沈黙と知恵と清らかさを体感しましょう。

- 観察力の高まりを自覚しながら、次の言葉を声に出して、または心の中で3回唱えて下さい。

  私は、心と体に生じる全てを観察する、今そこにある意識です。

- ゆっくりとムドラを解き、何回か呼吸して、内なる観察者であることを感じながら安らぎましょう。

- 瞑想を終えたら、静かに目を開けてください。理智鞘であるヴィジュニャーナマヤ・コーシャと、より一体化できていることでしょう。

19 ハンシー・ムドラ

アーナンダマヤ・コーシャ（歓喜鞘）のための
内なる微笑みのムドラ

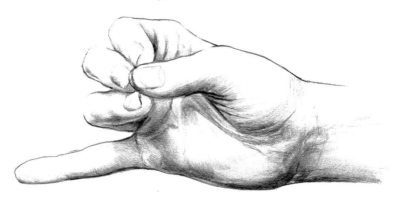

1. 人差し指と中指と薬指の先を、同じ
   手の親指の先に当てる。
2. 小指はまっすぐ伸ばす。
3. 両手の甲を腿か膝の上に置く。
4. または、両手を体の横に掲げ、小指
   の先を上に向けてもよい。
5. 肩の力を抜いて後方に押し下げ、背
   筋を自然に伸ばす。

主な効能
- 生来持つ好ましい特性をあらわにする。
- あごのこりをほぐすことで、顎関節症に効果が期待できる。
- 免疫力を高める。

核となる特性
好ましい特性を開花させる

注意・禁忌
なし

わたしの中の本質的な好ましい特性を覚醒させる

- ハンシー・ムドラを結んで自然な呼吸を何回か行い、このムドラで呼び起こされる
  全ての感情と感覚に従います。

- 呼吸が穏やかに胸、首、頭に向かい、自然と喜びや幸福感がもたらされるのを感
  じましょう。

- 喜びと幸福感が、私自身のうちに充満するにつれ、自然と顔に穏やかな笑みが浮かんできます。

- 何回か呼吸しながら、その微笑みが次第に頭の先から足に至るまで、私という存在全体に広がっていくのに任せましょう。

- 存在全体が晴れやかに微笑むのを感じることで、本質的な好ましい特性がおのずと覚醒します。

- まずは喜びの特性を覚醒させましょう。何回か呼吸しながら、高揚するエネルギーが存在全体に広がるのを感じて下さい。人生の全ての瞬間は完全に生きる価値があるという感覚が湧き上がってきます。

- 喜びが存在に浸透するにつれ、自然と美しさを尊ぶ特性が覚醒し、目に映るすべてのもの、とくに日常生活の細かな部分に対する感動や畏敬の念が体感されます。

- 喜びと美への感謝をもって生きることで、自然に心の交わりの特性が覚醒します。これは万物と自分が一体であるという感覚のことで、これがあるおかげで、自己の内側でも他者との関係でも、調和をもって生きることができます。

- 喜び、美への感謝、心の交わりが統合されると、生まれながらに持つ全体性が自然と覚醒します。全体性とは、自分はすでに今のままで完全であり、自己の本質に、これ以上何を足すことも引くことも必要ないという認識を指します。

- 生まれながらに持つ全体性と一致することで、自然と意識が内側に向かい、真の自己の静けさに安らぐことができるようになります。それによって、人生の旅路の各段階での導きとなる知恵が覚醒します。

- この聖なる静けさのスペースに留まることで、おのずと本質的な至福を体験します。何回か呼吸しながら、生まれながらに持つ輝きに浸りましょう。

- 本質的な特性を自覚しながら、次の言葉を声に出して、または心の中で3回唱えて下さい。
  内なる微笑みが鍵となって、生まれ持つ好ましい特異性が全て覚醒します。

- ゆっくりとムドラを解き、何回か呼吸して、至福の本質のうちに安らぎましょう。

- 瞑想を終えたら、静かに目を開けてください。歓喜鞘であるアーナンダマヤ・コーシャと、より一体化できていることでしょう。

20 ルーパ・ムドラ

骨粗しょう症など骨格系の疾患のための
形のムドラ

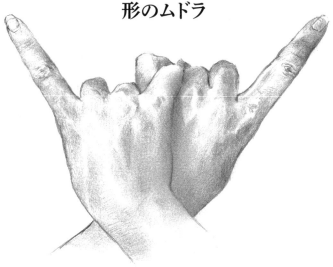

1. 親指を中に入れて、こぶしを握る。
2. 人差し指と小指をまっすぐ伸ばし、手のひらを下に向ける。
3. 右手を上にして両手を交差させ、左手首の上に右手首を乗せる。
4. 小指同士をそっと組み合わせる。
5. 人差し指をまっすぐ前に向ける。
6. 両手をへその下で保つか、腿の付け根に置く。
7. 肩の力を抜いて後方に押し下げ、背筋を自然に伸ばす。

主な効能
- 骨強度や骨密度を維持する。
- 身体感覚を高める。
- ストレスを軽減する。
- 支えられているという感覚や安心感をもたらす。

核となる特性
骨格系を健康に保つ

注意・禁忌
なし

骨に強度と安定性をもたらす

- ルーパ・ムドラを結んで自然な呼吸を何回か行い、このムドラで呼び起こされる全ての感情と感覚に従います。

- 呼吸が穏やかに上半身の基盤となる部分に向かい、支えられている感覚と確かな拠り所がもたらされるのを感じましょう。

- 体と大地の接点を意識し、硬さと同時にしなやかな大地の表面に根を張っていく様子を想像しましょう。

- 大地とのつながりが深まったら、大地の本質が凝縮された、琥珀色の癒やしの美酒を思い浮かべて下さい。その中には、骨格系を育むのに必要な栄養やミネラルが全て含まれています。

- 息を吸うたびにこの美酒が大地から吸い上げられ、息を吐くたびに美酒の琥珀色のエネルギーが骨格系の各部分を潤し、支えや力や安定性を与えてくれます。

- まずは、大地の癒やしの美酒を足の骨に注ぎましょう。何回か呼吸しながら、足全体に滋養が行き渡り、足が強化されるようにしましょう。

- 次に、吸い上げた琥珀色の大地の美酒を、骨盤に注ぎましょう。滋養のエネルギーに浸された腰が温かくなり、骨の強度と骨密度が改善されます。

- 何回か呼吸しながら、大地の美酒が脊柱をなめらかに上下し、全ての椎間板と椎骨に滋養を与え、強化するのを感じましょう。

- 脊柱に完全に滋養が行き渡り、脊柱がまっすぐに伸びたら、今度は胸全体を癒やしのエネルギーに満ちた琥珀色の美酒に浸しましょう。なめらかで自由な呼吸ができるようになります。

- 今度は大地の癒やしの美酒を、肩、腕、肘、前腕、手首、さらに指の先まで注ぎましょう。これらが強化され、エネルギーが育まれます。

- 何回か呼吸しながら、大地の癒やしの美酒がゆるやかに上昇して首と頭に入り、これらの部分を滋養で満たすのに任せましょう。

- 全身の全ての骨に大地の癒やしの美酒が注がれることで、骨の細胞の破壊と形成のあいだに完全な調和がもたらされるのを感じましょう。

- 琥珀色の大地のエネルギーに深く育まれ、全身にその癒やしが浸透することで、あらゆる活動を心地よく行えるだけの強さと安定性がもたらされます。

- 骨密度のバランスが調ったことを意識しながら、次の言葉を声に出して、または心の中で3回唱えて下さい。
大地のエネルギーに育まれ、骨に強度と安定性が浸透します。

- ゆっくりとムドラを解き、何回か呼吸して、大地の本質的な滋養を感じましょう。

- 瞑想を終えたら、静かに目を開けてください。私という存在全体が、大地の琥珀色の癒やしのエネルギーに育まれていることでしょう。

21 アヌダンディ・ムドラ

腰痛など脊椎の疾患のための
背骨のムドラ

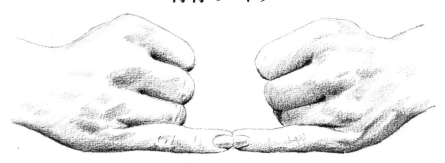

1. 親指を中に入れて、こぶしを握る。手のひらを体に向ける。
2. 小指をまっすぐ伸ばし、両手の小指の先をしっかりと合わせる。
3. 両手をへその下で保つか、腿の付け根に置く。
4. 座位ではやりにくければ、仰向けの楽な姿勢で行ってもよい。
5. 肩の力を抜いて後方に押し下げ、両肘をやや体から離し、背筋を自然に伸ばす。

主な効能
- 背中のこりをほぐす。
- 姿勢を改善する。
- 腎臓と副腎周辺にマッサージ効果をもたらす。
- ストレスを軽減する。

核となる特性
腰痛を緩和する

注意・禁忌
なし

呼吸の波で痛みとこりを緩和する

- アヌダンディ・ムドラを結んで自然な呼吸を何回か行い、このムドラで呼び起こされる全ての感情と感覚に従います。

- リラクゼーションと緩和の波である呼吸のエネルギーが、体の後ろ側全体を自由に流れるのを感じましょう。

- 息を吸うたびに腰から首の一番上までこの波がのぼり、息を吐くたびに穏やかな波が下りて、こりをほぐしていきます。

- 呼吸のエネルギーの波を背中の各部分に向けることで、背中全体に軽快さと痛みの緩和をもたらすことができます。

- まずは、呼吸のエネルギーの波を腰に向けましょう。息を吸うたびに腰周辺にリラックスさせるエネルギーが満たされ、息を吐くたびにこりと痛みが自然と解消されていきます。

- 何回か呼吸しながら、腰がリラクゼーションと痛みの緩和の波に育まれ、心地よさと健やかさが深まるのを感じましょう。

- 次に、呼吸のエネルギーの波を背中の中心に向けます。息を吸うたびに肋骨の下の方が穏やかに拡がるのを感じ、息を吐くたびに、上半身の中心全体に柔軟性と痛みの緩和が広がるに任せて下さい。

- 何回か呼吸しながら、全てのこりがほぐれ、背中の中心が完全にリラックスするのを感じましょう。

- 今度は、呼吸のエネルギーの波を背中の上の方に向けましょう。息を吸うたびに左右の肩甲骨のあいだに隙間が生じるのを感じ、息を吐くたびに肩甲骨の力が抜け、上半身の基盤となる部分に向けて下がるのに任せて下さい。

- 何回か呼吸しながら、背中の上の方と肩甲骨のあいだのこりがすべてほぐれ、軽快になり、痛みが緩和するのを感じましょう。

- 最後に、呼吸のエネルギーを首の一番上まで上昇させ、息を吸うたびに頚椎をまっすぐ伸ばし、息を吐くたびに頚椎を完全にリラックスさせます。

- 呼吸のエネルギーがなめらかに自由に流れるのを感じながら、時間をかけて、背中全体に心地よさと痛みの緩和をもたらしましょう。

- 痛みがかなり緩和したことを意識しながら、次の言葉を声に出して、または心の中で3回唱えて下さい。

  呼吸のエネルギーの波が自由に流れるにつれ、背中の痛みが緩和されます。

- ゆっくりとムドラを解き、何回か呼吸して、背中全体の心地よさが増したことを感じましょう。

- 瞑想を終えたら、静かに目を開けてください。症状が緩和し、より心地よさを感じながら活動できていることでしょう。

22 マツヤ・ムドラ

変形性関節症など関節の疾患のための
魚のムドラ

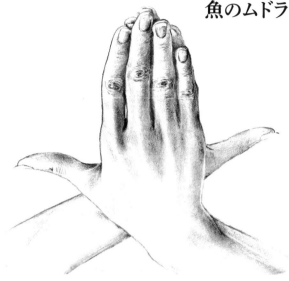

1. 下腹部の前で、手のひらを下にして両手を保つ。5本の指をそろえて前に向ける。
2. 左手の甲に、右手の手のひらを乗せる。
3. 魚のひれのように、両手の親指を左右に伸ばす。
4. 前腕を下腹部に当てるか、両手を腿の付け根に置く。
5. 肩の力を抜いて後方に押し下げ、背筋を自然に伸ばす。

主な効能
- 関節に滋養を与える。
- 筋肉のこりをほぐす。
- 背筋を伸ばす。
- ストレスを軽減する。
- 内なる爽快感がもたらされる。
- 情緒面での流動性が高まる。

核となる特性
関節を健康に保つ

注意・禁忌
なし

内なる潮だまりですべての関節の痛みを緩和する

- マツヤ・ムドラを結んで自然な呼吸を何回か行い、このムドラで呼び起こされる全ての感情と感覚に従います。

- 呼吸が穏やかに骨盤と下腹部に向かい、痛みの緩和となめらかさがもたらされるのを感じましょう。

- 呼吸のエネルギーなどが骨盤周辺をなめらかに流れるようになったら、心地よい南国の海辺にできた、澄みきった潮だまりに浮かんでいるところを想像してみましょう。

- リズミカルな呼吸によって、静かに凪いだ浅い潮だまりに穏やかな波紋が広がり、全身をそっとなでてくれます。

- 何回か呼吸しながら、静かな呼吸のリズムに同調すると、自然と心地よさと痛みの症状が和らぎます。

- この症状を和らげる穏やかな波が体の各部分に流れ、関節を滋養のエネルギーで浸すのに任せましょう。

- まずは、穏やかな滋養の波が足首と足に流れこみ、これらの部分の症状を緩和して完全にリラックスするのを感じましょう。

- 次は穏やかな癒やしの波が膝の中を巡り、この部分のリラクゼーションと心地よさを高めてくれます。

- 何回か呼吸しながら、脚全体の関節が完全に癒しのエネルギーの穏やかな波に浸されるのに任せましょう。

- 今度は、穏やかな波が腰に流れ、腰周辺の全ての筋肉のこりをほぐし、心地よさと滋養に浸します。

- ゆっくりとうねるエネルギーの波が、今度は脊柱を上下し、椎骨と椎骨のあいだに隙間を生じさせます。

- 次は肩、肘、手首が穏やかな癒やしの波に浸され、完全なリラクゼーションと深い滋養に満たされる感覚がもたらされます。

- 何回か呼吸しながら、腕の柔軟性と解放感が増したことを体感しましょう。心地よい潮だまりに浮かびながら、手と指にある小さな関節全てを癒しのエネルギーに浸して下さい。

- 穏やかにうねる癒やしの波が、今度は首と頭の重さを支えてくれることで、五感が緩和され、完全に安らいでいきます。

- 何回か呼吸しながら、私という存在全体が滋養と癒やしの穏やかな波に浸され、全身の関節が完全にリラックスするのを感じましょう。

- 潮だまりに心地よく浮かんだまま、次の言葉を声に出して、または心の中で3回唱えて下さい。
癒やしの波の滋養に満たされ、全身の全ての関節で心地よさを体感します。

- ゆっくりとムドラを解き、何回か呼吸して、内なる滋養の潮だまりに安らぎましょう。

- 瞑想を終えたら、静かに目を開けてください。全身の全ての関節の症状が多いに和らいでいることでしょう。

23 アパナヤナ・ムドラ

過敏性腸症候群など排泄器系の疾患のための
排泄手段のムドラ

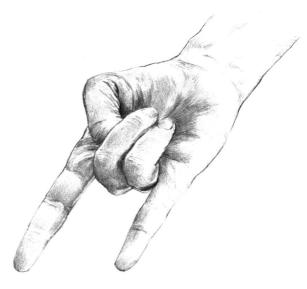

1. 親指を中に入れて、軽くこぶしを握る。
2. 小指と人差し指をまっすぐ伸ばす。
3. 両手の甲を腿か膝の上に置く。
4. 肩の力を抜いて後方に押し下げ、背筋を自然に伸ばす。

主な効能
- 過敏性腸症候群の治療を助ける。
- 排泄器系、泌尿器系、生殖器系の健康を支える。
- ストレスを軽減する。
- エネルギーのバランスを調え、エネルギーを保持する。

核となる特性
排泄のバランスを調える

注意・禁忌
なし

- アパナヤナ・ムドラを結んで自然な呼吸を何回か行い、このムドラで呼び起こされる全ての感情と感覚に従います。

- 息を吸うたびに下腹部がゆっくりと着実に広がるのを感じ、息を吐くたびに腹部全体が柔軟になり、リラックスするのに任せます。

- 何回か呼吸しながら、吐く息が自然と長くなるのを感じましょう。リラクゼーションが深まり、解放感が高まることによって、排泄器系の機能が改善されます。

- 体が楽になってきたら、全ての活動のバランスを高めることで、排泄器系の健康を支えるさまを思い描きましょう。

- まずは、リラックスして気分も新たに、朝起きるところを想像しましょう。軽い運動と静かな祈りの時間を持つことで、穏やかで心安らかな一日が始まります。

- 栄養のある食べ物を、ゆっくりと味わいながら食べるところを想像しましょう。体に与えられた食物への感謝の念を抱きつつ、敬意と調和の精神で食事をします。

- 食事のあとはゆっくりと深呼吸するか、食休みするところを想像しましょう。食べ物を十分に消化させることで、最高の栄養を摂取することができます。

- リラックスして食事をすると、仕事や活動にもその効果が反映されます。平静を保ち、中心軸が定まった状態で、困難に向き合えるようになるのです。

- 不安になったり、ストレスを感じたりしたときは、長くゆっくりと深呼吸して、静けさを取り戻すようにしましょう。そうすることで、落ちついて活動に戻ることができます。

- 一日の仕事が終わり、休息時間へと移る自分を想像しましょう。全ての活動のバランスが高まると、休息のありがたみをより深く感じられるようになります。

- 最後は、眠る準備に入ります。時間をかけて、今日一日したことや見たものを思い返しましょう。そうすることで自然と深い眠りに入りやすくなり、翌朝の爽やかな目覚めが約束され、バランスのとれた一日を過ごしやすくなります。

- バランスが調ったことを意識しながら、次の言葉を声に出して、または心の中で3回唱えて下さい。
  バランスと心地よさが高まることで、排泄器系の機能が改善されます。

- ゆっくりとムドラを解き、何回か呼吸して、バランスが調ったことを体感しましょう。

- 瞑想を終えたら、静かに目を開けてください。全ての活動をより楽に行えるようになるでしょう。

24 ヴァールナ・ムドラ

膀胱炎など泌尿器系の疾患のための
水神のムドラ

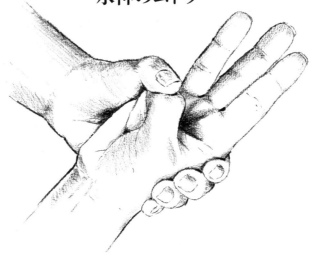

1. 右手の小指を親指の付け根のほうに曲げ、その上から親指で押さえる。
2. 右手の人差し指と中指と薬指をまっすぐ伸ばす。
3. 右手の甲を左手の手のひらに乗せ、右手の左右の端を左手の指で包みこむ。
4. 左手の親指を、小指を押さえている右手の親指の上に乗せる。
5. 両手をへその下で保つか、腿の付け根に置く。
6. 肩の力を抜いて後方に押し下げ、背筋を自然に伸ばす。

主な効能
- 泌尿器系と生殖器系の機能を改善する。
- 骨盤底、骨盤、背中中部の筋肉のこりをほぐす。

核となる特性
泌尿器系を健康に保つ

注意・禁忌
過活動膀胱に罹患している場合は実践禁止。

内なる流れを新たにする
泌尿器系疾患のための水の神様のムドラ

- ヴァールナ・ムドラを結んで自然な呼吸を何回か行い、このムドラで呼び起こされる全ての感情と感覚に従います。

- 呼吸が穏やかに骨盤に向かい、内なる爽快感と心地よさがもたらされることで、泌尿器系の機能が改善されるのを感じましょう。

- 爽快感と心地よさを深めるには、心の休まる流れによって、泌尿器系の各器官が爽快なエネルギーに浸される様子を思い描きましょう。

- まずは、背中の中心の左右にあるそれぞれの腎臓に気づきを向け、腎臓が血液をろ過して過剰な水分を排泄するのを感じましょう。

- 何回か呼吸しながら、心の休まる内なる流れが腎臓を流れ、その滋養によって腎臓の機能が改善するのを感じましょう。

- 次は滋養と癒やしの流れが、過剰な水分をなめらかに下へ押し流す筋肉でできた長い管、尿管を浸していきます。

- なめらかでリズミカルな呼吸に合わせて尿管が伸び縮みするのを、時間をかけて感じて下さい。ストレスと緊張がほぐれ、尿管の機能が改善するのに任せましょう。

- 今度は癒やしの流れが、排泄される水分をためる、膀胱に流れていきます。骨盤が内側からマッサージされ、骨盤周辺の筋肉が完全にリラックスするのに任せましょう。

- 何回か呼吸しながら、膀胱の壁が伸び縮みするのを感じましょう。リズミカルな呼吸に育まれ、膀胱周辺が完全に癒やされます。

- 今度は、癒やしの流れが泌尿器系全体に流れるところを思い描きましょう。泌尿器系が完全に滋養に満たされ、機能が改善します。

- 泌尿器系の健康を意識しながら、次の言葉を声に出して、または心の中で3回唱えて下さい。
  滋養に満ちた爽快なエネルギーで満たされ、泌尿器系の機能が改善します。

- ゆっくりとムドラを解き、何回か呼吸して、泌尿器系機能が最善で完全である状態に安らぎましょう。

- 瞑想を終えたら、静かに目を開けてください。心地よさとスムーズな流れが増していることでしょう。

25 ヨニ・ムドラ

月経前症候群など女性生殖器系の疾患のための子宮のムドラ

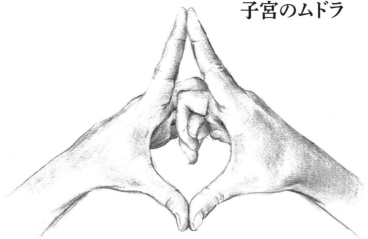

1. 左手の小指が一番下に来るように、両手の指を内向きに組み合わせる。
2. 両手の人差し指の腹を合わせ、前方に伸ばす。
3. 両手の親指の腹を合わせ、後方の体側に伸ばす。
4. 両手をへその下で保つか、腿の付け根に置く。
5. 肩の力を抜いて後方に押し下げ、両肘をやや体から離し、背筋を自然に伸ばす。

主な効能
- 月経前症候群、月経不順、不妊、更年期障害などに効く。
- 泌尿器系の健康を支える。
- 女性的で直感的な自己の本質に同調する。

核となる特性
女性の生殖器系を健康に保つ

注意・禁忌
妊娠中は十分に注意しながら、短時間のみ実践する。

内なるリズムに同調する、子宮のためのムドラ

- ヨニ・ムドラを結んで自然な呼吸を何回か行い、このムドラで呼び起こされる全ての感情と感覚に従います。
- 呼吸のエネルギーが穏やかに下りて骨盤に向かい、マッサージ効果によって深い内なる滋養が高まるのを感じましょう。

- 息を吸うとともに骨盤が穏やかな心地よさとくつろぎで満たされ、息を吐くたびに骨盤周辺が完全にリラックスするのに任せましょう。

- 呼吸が自由に骨盤内を流れるにつれ、骨盤周辺が、柔らかな癒やしのエネルギーの穏やかな波で育まれるのを感じましょう。

- 自然のリズムの反映であるこうした波動を体感しましょう。めぐる季節、潮の満ち引き、月の満ち欠け、人間の存在内の自然なサイクル、これらはどれも自然のリズムに導かれているのです。

- 内なる癒やしの波によって滋養に満たされ、内なるサイクルとリズム全体のバランスが再び調うのを感じましょう。

- 息を吸うたびに内なる海に同調し、流動性が自然と現れるのを感じて下さい。息を吐くたびに、穏やかに流れる波が生殖器官を完全に浸していくのに任せましょう。

- 何回か呼吸しながら、生殖器官が柔らかな癒やしの波に育まれるのを感じましょう。

- 吸う息とともに体の中心にある内なる海に戻り、心を開いて解放感を受けとりましょう。吐く息とともに必要がなくなったものを手放すことで、ストレスと緊張が自然と解消されていきます。

- 解放感が高まるにつれ、目覚めてから眠るまでの一日を、内なるリズムとサイクルに同調して過ごせるようになります。

- 吸う息とともに内なる海の静かな深みに戻り、自然と落ちつきが生じるのに任せましょう。

- 吐く息とともに人生がもたらすもの全てに心が開くのを感じ、人との関係や交流が大いなる調和の中で行われるようになります。

- 落ちつきが深まることで、自然と本当に必要なものへの感受性が高まり、休息と活動のバランスがとれるようになります。

- 今度は、体の中心にある静かな海に戻りましょう。流動性、解放感、落ちつきが統合され、内なるサイクルとリズム全てのバランスが再び調います。

- 内なる心の静けさを意識しながら、次の言葉を声に出して、または心の中で3回唱えて下さい。

  静かな内なる海に従うことで、自然にサイクルとリズムのバランスが調います。

- ゆっくりとムドラを解き、何回か呼吸して、本質的なバランスを体感しましょう。

- 瞑想を終えたら、静かに目を開けてください。あらゆる活動の調和が増していることでしょう。

26 シャーンカ・ムドラ

前立腺肥大症など男性生殖器系の疾患のための ほら貝のムドラ

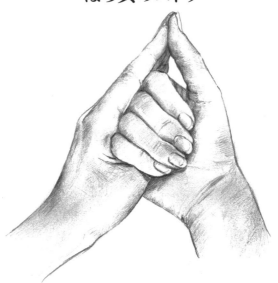

1. 右手の人差し指から小指まで4本の指で、左手の親指を包みこむ。右手の甲を左手の手のひらに乗せる。
2. 右手の親指の先を、左手の人差し指の先と合わせる。
3. 左手の中指と薬指と小指で、右手を包みこむ。
4. 両手首をへその下で保つか、腿の付け根に置く。
5. 肩の力を抜いて後方に押し下げ、両肘をやや体から離し、背筋を自然に伸ばす。

主な効能
- 前立腺疾患などの生殖器系の疾患に効く。
- 骨盤のこりをほぐす。
- 確かな拠り所、安心感、内なる滋養を高める。

核となる特性
男性の生殖器系を健康に保つ

注意・禁忌
なし

男性生殖器系疾患のためのほら貝のムドラ

- シャーンカ・ムドラを結んで自然な呼吸を何回か行い、このムドラで呼び起こされる全ての感情と感覚に従います。

- 呼吸が穏やかに骨盤と上半身の基盤となる部分に向かい、心地よさと健やかさがもたらされることで、この部分が完全にリラックスするのを感じましょう。

- 健やかさを深めるには、温かな泉の中に座り、泉の流れの栄養に満ちたエネルギーが骨盤周辺を浸すところを思い描いて下さい。

- 泉の水が上半身の土台を流れるにつれ、骨盤の底の部分にある筋肉が自然とほぐれ、生命エネルギーの流れが増していきます。

- 筋肉がほぐれたら、内なる泉の癒やしのエネルギーが生殖器官を浸し、この部分の血行が促進されるに任せて下さい。

- 骨盤と上半身の土台部分の心地よさが増すにつれ、源の癒やしの水が徐々に外に流れだし、全身に栄養を与えるようになります。

- 何回か呼吸しながら、足が癒やしの泉に浸されるのを感じましょう。足全体が完全に柔軟になって、リラックスするのに任せて下さい。

- 次に温かな内なる栄養が上昇してお腹と背中の下に流れこみ、これらの部分を柔軟にし、完全にリラックスさせます。

- 今度は、泉の水がみぞおちと胸と背中の上の方に栄養を与えるのを感じましょう。呼吸がなめらかに自由になるにつれ、こりがほぐれていきます。

- 内なる泉の温かい水が肩、腕、手、指先を流れ、これらの部分に栄養を与えてくれます。

- 心安らぐ水は、今度は首と頭に上がっていき、あらゆる緊張を穏やかに解消し、五感を完全に休息させます。

- 最後に、何回か呼吸しながら、栄養と癒やしの源である泉の水が、静かに全身を流れるに任せて下さい。

- 完全な健やかさを自覚しながら、次の言葉を声に出して、または心の中で3回唱えて下さい。
  内なる泉の癒しの水に浸され、完全な健やかさを体感します。

- ゆっくりとムドラを解き、何回か呼吸して、完全な内なる栄養を感じましょう。

- 瞑想を終えたら、静かに目を開けてください。健やかさが増していることでしょう。

27 トリムールティ・ムドラ

更年期障害など人生の節目における問題のための
三神一体のムドラ

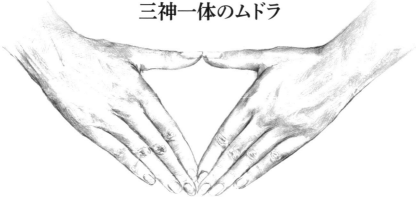

1. 5本の指をそろえて指先を下にし、手のひらを体側に向け、両手を骨盤の前で保つ。
2. 両手の親指を伸ばして指先を合わせ、両手の人差し指を合わせて、下向きの三角形を作る。
3. 両手を、へその下の骨盤の上に当てる。
4. 肩の力を抜いて後方に押し下げ、両肘をやや体から離し、背筋を自然に伸ばす。

主な効能
- 更年期障害や不妊などの生殖器系の疾患に効く。
- ストレスを軽減する。
- あらゆる人生の節目に役立つ。
- 心が落ちつき、中心軸が定まる。

核となる特性
調和のとれた人生の節目を迎える

注意・禁忌
なし

内なるバランスの三角形で人生の節目をスムーズに迎える

- トリムールティ・ムドラを結んで自然な呼吸を何回か行い、このムドラで呼び起こされる全ての感情と感覚に従います。
- 呼吸が自然と手の形作る三角形に向かい、私という存在の一番の中心から生じる調和がもたらされるのを感じましょう。
- 三角形の三辺は、心と体と魂を表し、人生の節目を落ちついて迎えるためのバランスを象徴しています。

- 心の落ちつきが得られることで、人生の節目を成長と学びの機会ととらえ、不安を新たな可能性への期待に変えることができます。

- 新たな可能性を明確に思い描くために、現在経験している人生の節目について時間をかけて考えましょう。

- まずは、人生の節目が食物鞘にどのような影響を与えているかを感じとります。起きている変化に敬意を払い、人生の旅路の自然な一段階として受け入れましょう。

- 人生の節目が原因で緊張してこっている部分がないか、調べます。吸う息とともに落ちつきをもたらす三角形に意識を集中し、吐く息とともに食物鞘の緊張を全てほぐし、完全にリラックスするようにします。

- 次に、人生の節目が心理・感情面に与えている影響を、時間をかけて感じとりましょう。経験している変化の自然な反応として生じる考えや感情に、敬意を払うようにします。

- 旅路のこの段階で生じているストレスや心配、不安を感じとりましょう。吸う息とともに落ちつきをもたらす三角形に意識を集中し、吐く息とともに全てのストレスを解放し、軽快さと心地よさが増していくのを体感します。

- 最後に、この人生の節目は、あなたの心の奥深くに潜む核となる様々な思いこみを明るみに引き出すチャンスだということに気づきましょう。そうした思いこみを尊重するとともに、それらの思いこみは、もはや今後の旅路の助けにはなってくれないことを理解しましょう。

- 人生の節目を調和とともに迎える妨げとなっている、自分を縛る思いこみがあるか、時間をかけて考えてみてください。

- 吸う息とともに、落ちつきをもたらす三角形に意識を集中します。吐く息とともに自分を縛る思いこみと同化しているものが徐々に解消され、物の見方や存在の在り方を偏らせていた思いこみの力が薄れていきます。

- 思いこみの力が薄れたら、再び落ちつきをもたらす三角形に戻り、心地よさと清らかさを感じましょう。人生の新たなステージに、簡単に足を踏み入れられるようになります。

- 心の落ちつきを自覚しながら、次の言葉を声に出して、または心の中で3回唱えて下さい。

  落ちつきをもたらす三角形の中心に位置することで、人生の節目をスムーズに迎えられます。

- ゆっくりとムドラを解き、何回か呼吸して、完全なバランスを感じましょう。

- 瞑想を終えたら、静かに目を開けてください。人生の節目を調和とともに迎える能力が増していることでしょう。

28 プーシャン・ムドラ

消化器系の疾患のための
繁栄の神のムドラ

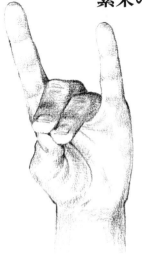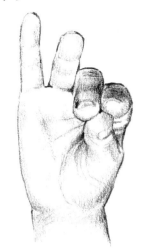

1. 左手は、親指の先を中指と薬指の先
   と合わせる。人差し指と小指はまっ
   すぐ伸ばす。
2. 右手は、親指の先を人差し指と中指
   の先と合わせる。薬指と小指はまっ
   すぐ伸ばす。
3. 両手の甲を腿か膝の上に置く。
4. 肩の力を抜いて後方に押し下げ、背
   筋を自然に伸ばす。

主な効能
- 消化、吸収、排泄の機能を改善する。
- 人生経験を巧みに消化できるようになる。

核となる特性
消化のバランスを調える

注意・禁忌
なし

- プーシャン・ムドラを結んで自然な呼吸を何回か行い、このムドラで呼び起こされる全ての感情と感覚に従います。

- 呼吸が穏やかにみぞおちに向かい、ほんのりした温かさと育まれる感覚がもたらされるのを感じましょう。

- 息を吸うたびにみぞおちが自然と外側に拡張し、息を吐くたびにみぞおちが内側に緩み、完全にリラックスします。

- 何回か呼吸しながら、この伸び縮みするリズミカルな動きがみぞおち周辺を深くマッサージし、消化器系の機能が改善されるのを感じましょう。

- 消化の力を持つ金色の光が、みぞおちの中心から放射状に広がり、消化器官を生命エネルギーで浸すところを思い描いて下さい。

- まずは何回か呼吸しながら、金色の光が栄養のエネルギーで胃を浸し、食べ物を効率よく分解する胃の能力が高まるのを感じましょう。

- 次に金色の光が穏やかに膵臓に流れ、食べ物を完全に分解する過程を助けます。

- 今度は小腸が金色のエネルギーで満たされ、リズミカルな動きによって、血管への栄養の吸収が改善されるのを感じましょう。

- 次は、金色の光が肝臓を栄養の活力で浸していきます。肝臓が栄養とエネルギーを効率的に蓄え、血流から毒素を取り除くのに任せましょう。

- 消化と栄養吸収が調和して機能するようになると、今度は金色の光が大腸を流れ、老廃物を効率的に取り除くことで、健康的な消化を完成させます。

- 全ての消化器系がスムーズに機能するようになったら、何回か呼吸しながら、金色の光が全身を流れるのを感じましょう。完全な状態で活気に満ちた生活を送る力が湧いてきます。

- 消化の改善を意識しながら、次の言葉を声に出して、または心の中で3回唱えて下さい。

  消化機能が改善され、活力あふれる栄養に満たされます。

- ゆっくりとムドラを解き、何回か呼吸して、完全な栄養を感じましょう。

- 瞑想を終えたら、静かに目を開けてください。生き生きと活力ある旅路を続けることができるでしょう。

29 ブラフマー・ムドラ

体重コントロールのための
創造的なエネルギーのムドラ

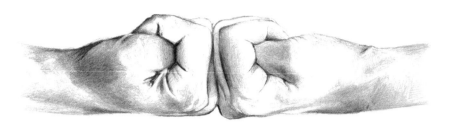

1. 親指を中に入れて、こぶしを握る。
2. 手のひらを上にし、両手の第2関節と第3関節の間を軽く押し合わせる。
3. 両手をみぞおちに当てる。
4. 肩の力を抜いて後方に押し下げ、両肘をやや体から離し、背筋を自然に伸ばす。

主な効能
- 体重コントロールに役立つ。
- 消化と排泄の機能を改善する。
- エネルギーと活力をもたらす。
- 自尊心と意志の力が強まる。
- 自らの十全な可能性に気づく。
- 自制心が身につく。

核となる特性
エネルギーと活力を覚醒させる

注意・禁忌
高血圧の人はまずプーシャン・ムドラから始め、スーリヤ・ムドラ、ヴァジュラ・ムドラと続け、最後によく注意しながらブラフマー・ムドラを試すとよい。

内なる太陽が覚醒し、エネルギーと活力を呼び覚ます

- ブラフマー・ムドラを結んで自然な呼吸を何回か行い、このムドラで呼び起こされる全ての感情と感覚に従います。

- 呼吸が潜在能力を引きだす中心であるみぞおちに自然と向かい、活力をもって生きるためのエネルギーが覚醒されるのを感じましょう。

- 生命エネルギーの源と深くつながるために、みぞおちの中心で金色の太陽が燦然と輝く様子を思い描いて下さい。

- 吸う息とともにエネルギーが体の中心に凝縮し、吐く息とともに外側に放たれ、全身が活力に満ちた金色の光で満たされます。

- まずは輝かしい金色の光が消化器系を生命エネルギーで浸し、機能が改善するのを感じましょう。

- 食べ物を効率的に栄養に変えて吸収し、老廃物を完全に取り除く力を高める輝かしいエネルギーを、時間をかけて感じましょう。

- 身体的な消化の力が高まると、金色の太陽が、人生経験を簡単に消化する能力を高めてくれます。必要な学びが吸収できる一方で、人生の旅路に不必要なものを手放せるようになるでしょう。

- 食べ物と人生経験を簡単に消化できるようになったら、今度は内なる太陽が思考や感情に沁みこみ、活気ある生活をするためのやる気と活力を高めてくれます。

- やる気と活力をもって生きることで、秘めた才能や可能性の開花を妨げている、自分を縛る思いこみや習慣を手放せるようになります。

- 自分を縛る思いこみから自由になるにつれ、内なる太陽の光によって全身が清らかさとエネルギーに満たされ、人生の目的をよりはっきりと見定め、明らかにできるようになります。

- 清らかさとエネルギーが増すことで、全ての活動に必要な、栄養摂取できる身体や、バランスの取れた食事など、人生の旅路の支えとなる生活習慣を自然に取り入れられるようになります。

- 金色の太陽が全ての層を明るく照らすことで、人生の旅路の妨げとなる障害を乗りこえる意志の強さが生まれ、輝かしい活力をもって生きられるようになります。

- 輝かしいエネルギーを自覚しながら、次の言葉を声に出して、または心の中で3回唱えて下さい。
  内なる存在の太陽が覚醒するにつれ、最適なエネルギーと活力で生きられるようになります。

- ゆっくりとムドラを解き、何回か呼吸して、内なる輝きを感じましょう。

- 瞑想を終えたら、静かに目を開けてください。より大きなエネルギーと活力をあらゆる活動に取り入れられることでしょう。

30 ミーラ・ムドラ

喘息など呼吸器系の疾患のための
海のムドラ

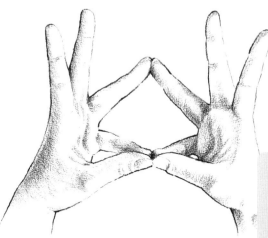

1. それぞれの手で、親指の先と小指の 先を合わせる。
2. 両手の親指の先と小指の先を合わせ る。
3. 両手の薬指の先を合わせる。
4. 人差し指と中指をまっすぐ伸ばす。
5. 両手をへその下で保つ。
6. 肩の力を抜いて後方に押し下げ、背 筋を自然に伸ばす。

主な効能
- 喘息など呼吸器系の疾患に効く。
- 仙骨、骨盤、股関節の健康を支える。
- 生殖器系、泌尿器系、排泄器系の 健康を支える。
- 腹式呼吸を強化し、ストレスや不安 を軽減する。

核となる特性
呼吸を楽にする

注意・禁忌
ディールガ・スワラ・ムドラは、危機的 な状況下で、かつ上記のムドラを全て こなせるようになった時のみ実践する こと。

楽な呼吸の波が打ち寄せる

- ミーラ・ムドラを結んで自然な呼吸を何回か行い、このムドラで呼び起こされる全 ての感情と感覚に従います。

- 呼吸が穏やかに骨盤と下腹部に向かうことで、心地よさとくつろぎがもたらされ、 スムーズで自由な呼吸ができるようになるのを感じましょう。

- 穏やかな波のような呼吸がゆっくりと海岸に打ち寄せ、またそっと海に帰る様子を 体感しましょう。

- 時間をかけて、穏やかに寄せては返す呼吸の波に乗りましょう。呼吸の自然な流れに対する心地よさが高まります。

- 大気、生命エネルギーの源泉、肺という三者のあいだで行われる、与えることと受けとることの自然なやりとりが呼吸であり、空気は肺の中で、全身に栄養を与えるものに変化するのだということを感じとりましょう。

- 何回か呼吸しながら、この自然なやりとりと一体化しましょう。環境と内なる自分とのあいだの信頼が高まります。

- 呼吸の中で与え、また受けとることに慣れてきたら、この自然な相互関係を全ての層に浸透させましょう。

- まずは、人間関係における、与えることと受けとることの自然なバランスを思い描きましょう。

- 吸う息とともに、心を開いて、愛や支え、思いやりを受けとれるようになった自分を感じましょう。吐く息とともに、他人の気持ちを理解する能力が深まるのを感じましょう。

- 何回か呼吸しながら、心理・感情面での与えることと受けとることのバランスに気づき、それが自由な呼吸の流れを自然と支えているのを感じましょう。

- 感情がなめらかに流れるようになったら、与えることと受けとることのバランスを、仕事や地域社会での役割にも広げてみましょう。

- 吸う息とともに、心を開いて、自分のあらゆる才能や可能性を素直に受け入れましょう。吐く息とともに、自分に与えられた恵みを、万物のために共有するところを思い描いてみて下さい。

- 何回か呼吸しながら、地域社会の中にも与えることと受けとることのバランスがあることに気づき、それが呼吸の流れをおのずと支えるのを感じましょう。

- 与えることと受けとることの波が全ての層に打ち寄せるにつれ、心の境界が広がり、喜びと自信に満ちて人生の旅路を歩めるようになります。

- 楽な呼吸を自覚しながら、次の言葉を声に出して、または心の中で3回唱えて下さい。

  与えることと受けとることの自然なバランスが私の人生に反映され、楽に呼吸ができます。

- ゆっくりとムドラを解き、何回か呼吸して、完全なる調和のおかげで人生と呼吸が楽にできるようになったことを感じましょう。

- 瞑想を終えたら、静かに目を開けてください。より深い、自由な呼吸が可能になっていることでしょう。

31 ヴァーヤン・ムドラ

高血圧など心臓血管系の疾患のための
風の元素の乗り物のムドラ

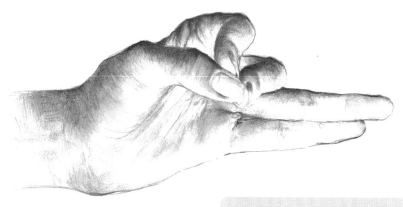

1. それぞれの手で、親指と人差し指と中指の先を合わせる。
2. 薬指と小指はまっすぐ伸ばす。
3. 両手の甲を腿か膝の上に置く。
4. 肩の力を抜いて後方に押し下げ、背筋を自然に伸ばす。

主な効能
- 高血圧など心臓血管系の疾患に効く。
- 胸部を中心として、全身のこりをほぐす。
- 呼吸になめらかさと爽快感をもたらす。
- ストレスと不安を軽減し、静穏さをもたらす。

核となる特性
血行を改善する

注意・禁忌
なし

穏やかな流れに満たされ
完全なリラクゼーションを得る

- ヴァーヤン・ムドラを結んで自然な呼吸を何回か行い、このムドラで呼び起こされる全ての感情と感覚に従います。

- 呼吸が体の前全体をスムーズに流れ、心安らぐ穏やかな流れに浸されているかのような、心地よさとくつろぎがもたらされるのを感じましょう。

- 何回か呼吸しながら、穏やかな流れが心臓に十分な栄養を与えるのに任せ、心臓が静かで楽な鼓動を打てるようにしましょう。

- 心臓が楽に鼓動を打つようになるにつれ、リラクゼーションと満ち足りた感覚が血流から流れだし、体のそれぞれの部分をリラックスさせ、癒やしてくれます。

- まずは、内なる流れが足全体に流れこむのを感じましょう。足が栄養と癒しに満ちて柔軟になり、完全にリラックスします。

- 次に、何回か呼吸しながら、癒やしと栄養が骨盤と腰に染みこむのを感じましょう。これらの部分が完全に柔らかくなり、さらに深いリラクゼーションが得られます。

- 下半身をめぐる血行が改善されると、内なる静かな流れはさらに旅を続け、お腹と腰に栄養を与え、これらの部分を柔軟にし、完全にリラックスさせます。

- ゆったりと穏やかな心安らぐ流れが、今度はみぞおちと背中の中心に流れこみ、胴体の中ほど全体が完全なる静けさに満たされます。

- 静かな流れが背中の上の方と胸の辺りにそっと流れこみます。何回か呼吸しながら、心臓と肺に完全に栄養が行きわたり、深く休息するのに任せましょう。

- 胴体と脚全体が完全にリラックスしたら、今度は肩、腕、手、指先に癒やしと栄養の流れが満ちていきます。

- 次に、静かな流れはそっと上昇して首と頭に流れこみ、顎、目、額をリラックスさせます。何回か呼吸するうち、緊張が自然とほぐれ、おのずと顔に自然な微笑みが浮かぶのを感じましょう。

- 心安らぐ流れが全身をくまなく流れるにつれ、心臓がさらに落ちついて穏やかになり、深く完全なリラクゼーションが得られます。

- 完全にリラックスした状態を意識しながら、次の言葉を声に出して、または心の中で3回唱えて下さい。
  穏やかな流れが私という存在全体の中をスムーズに流れるにつれ、完全なリラクゼーションが得られます。

- ゆっくりとムドラを解き、何回か呼吸して、完全な静けさに安らぎましょう。

- 瞑想を終えたら、目を開けてください。あらゆる活動に、より大いなる穏やかさがもたらされることでしょう。

32 アパーナ・ヴァーユ・ムドラ

心臓の疾患のための
エネルギーの下向きの流れのムドラ

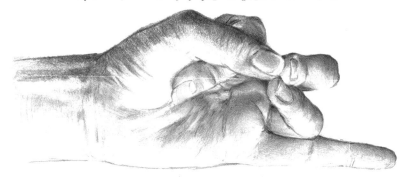

1. 人差し指を曲げ、親指の付け根に当てる。
2. 親指の先を、中指と薬指の先に合わせる。
3. 小指はまっすぐ伸ばす。
4. 両手の甲を腿か膝の上に置く。
5. 肩の力を抜いて後方に押し下げ、背筋を自然に伸ばす。

主な効能
- 心臓病と心臓血管系の疾患に効く。
- 胸部のこりをほぐす。
- ストレスを軽減する。
- 平静さと自信をもたらす。
- 直感力を高める。

核となる特性
心臓を健康に保つ

注意・禁忌
胸部や上体に痛み、疲労感、息切れなどが生じた場合は実践を中止すること。

心臓の知恵に耳を傾ける

- アパーナ・ヴァーユ・ムドラを結んで自然な呼吸を何回か行い、このムドラで呼び起こされる全ての感情と感覚に従います。

- 呼吸が穏やかに胸の辺り、肋骨、背中の上の方に向かい、軽快さと開放性が高まるのを感じましょう。

- 呼吸が自由に流れるにつれ、胸の辺りがリズミカルに伸び縮みし、穏やかに心臓をマッサージして、心臓の機能を改善していきます。

- 何回か呼吸しながら、心臓によく耳をすませ、鼓動のたびに全身の細胞全てに活力が送られるとともに、心臓自体にも愛情に満ちた栄養で満たされるのを感じましょう。

- 高まった感受性で心臓に同調すると同時に、心臓の声に耳を傾け、心臓の健康を支える導きを受けられるよう、心を開いていきます。

- まずは生活習慣、食生活、日々の活動においてどんな変化を起こせるかについて、心臓の声に耳を傾けましょう。

- 何回か呼吸しながら、どんな習慣を徐々に解消すべきで、どんな新しい活動が健康や幸福を支えてくれるかよく考えてみましょう。

- 心臓の導きに敏感に耳を傾け、心臓の知恵を日課に取り入れる様子を思い描いて下さい。

- 今度は心臓に同調し、思考や感情に関する導きを求めましょう。ストレスや不調和の原因となっている、感情的なパターンを認識する助けが得られるはずです。

- 何回か呼吸しながら、心臓の導きに注意深く耳を傾け、受け入れる心や共感力などが高められるのを感じとりましょう。そうすることで、人との交流や全ての活動において、より調和を高めることができます。

- 今度はさらに繊細に心臓に同調し、人生の目的や生きることの深い意味について、導きを求めましょう。

- 何回か呼吸しながら、これまでの人生の旅の全てをふり返ってみて下さい。学んだことや恩恵を思い返し、自分の言葉や行動全てを受け入れると同時に、心臓の導きによって、真の人生の目的や意味が表にあらわれるはずだと信じましょう。

- 愛情をもって心臓の導きに耳を傾け、生まれながらに持つ心臓の知恵が、全ての層で最善の健康を支えてくれるところを思い描きましょう。

- 心臓の知恵を意識しながら、次の言葉を声に出して、または心の中で3回唱えて下さい。

  心臓の繊細な声に耳を傾けることで、心臓の知恵が人生の旅路を導いてくれます。

- ゆっくりとムドラを解き、何回か呼吸して、心臓の知恵に安らぎましょう。

- 瞑想を終えたら、静かに目を開けてください。心臓が人生の旅路を導いてくれることでしょう。

33 マハーシールシャ・ムドラ

頭痛など緊張による疾患のための
偉大な頭のムドラ

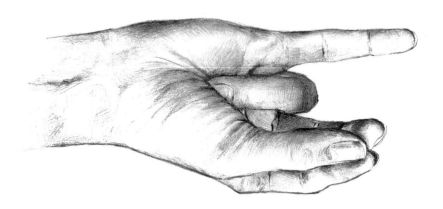

1. 薬指を丸め、手のひらに当てる。
2. 親指の先を、人差し指と中指の先に
   合わせる。
3. 小指はできるだけまっすぐ伸ばす。
4. 手のひらを上に向け、両手の甲を腿
   か膝の上に置く。
5. 肩の力を抜いて後方に押し下げ、背
   筋を自然に伸ばす。

主な効能
- 緊張型頭痛を緩和する。
- 首と肩を中心に、全身の筋肉のこり
  をほぐす。
- 顎の緊張をほぐすことで、顎関節症
  に効果が期待できる。
- ストレスを軽減する。

核となる特性
頭痛を緩和する

注意・禁忌
なし

緊張を大地に放出する

● マハーシールシャ・ムドラを結んで自然な呼吸を何回か行い、このムドラで呼び起こされる全ての感情と感覚に従います。

● 吐く息が自然と長くなり、緊張が下の方に向かってほぐれ、体の下の大地に放出されることで、心地よさと穏やかさが高まるのに任せましょう。

● まずは何回か呼吸しながら、長くなった吐く息が下りて足に流れこみ、足のこりが大地に解放されるのを感じましょう。

● 次に、長くなった吐く息がお腹、骨盤、腰に流れこみ、こりが自然と解けて、大地に流れこむのに任せましょう。

● 長くなった吐く息が、今度はみぞおちと背中の中心のこりを全てほぐし、完全に柔らかくなり、リラックスします。

● 次に、胸の辺りと背中の上の方のこりがすべてほぐれるのを感じましょう。解けた緊張が体の下の大地に下りることで、軽快さと心地よさが高まり、楽に呼吸できるようになります。

● 長くなった吐く息が、今度は肩から腕、手へと流れおち、あらゆるこりをほぐしていきます。

● 今度は、吐く息がそっと頭をめぐり、喉、首へと下って、これらの部分の緊張をほぐしてくれます。

● 頭の緊張がほぐれるにつれ、額、こめかみ、目が完全にリラックスし、穏やかな笑みが顔に広がります。その微笑みが、そのまま全身に広がっていくに任せましょう。

● 頭の先から足の裏まで呼吸がなめらかに流れるようになると、残っていた緊張も自然とほぐれ、体の下の大地へと消えていきます。それにつれて、完全な心地よさと穏やかさに安らげるようになるでしょう。

● 絶対的な安心感を意識しながら、次の言葉を声に出して、または心の中で3回唱えて下さい。
緊張が大地へと流れていくにつれ、完全な心地よさと穏やかさに安らぎます。

● ゆっくりとムドラを解き、何回か呼吸して、深い安らぎを味わいましょう。

● 瞑想を終えたら、静かに目を開けてください。心地よさと穏やかさが全身で高まっていることでしょう。

ガルダ・ムドラ

甲状腺疾患など内分泌系の疾患のための
鷲のムドラ

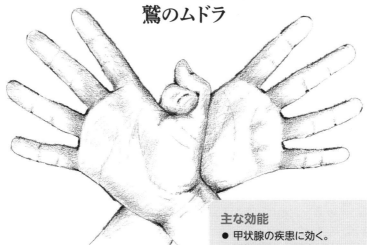

1. 右手の手のひらを胸に向ける。
2. 左手の手のひらを、右手の甲に当てる。
3. 左右の親指を近づけ、組み合わせる。
4. 両手を斜めに上げて翼の形にし、親指以外の指はそろえるか、軽く開く。
5. 肩の力を抜いて後方に押し下げ、両肘をやや体から離し、背筋を自然に伸ばす。

主な効能
- 甲状腺の疾患に効く。
- 頚椎を正しく配列する。
- 喉と声帯の健康を支える。
- 首と顎のこりをほぐすことで、顎関節症の治療に効果が期待できる。
- 休息と活動のバランスを調える。

核となる特性
代謝のバランスを調える

注意・禁忌
甲状腺疾患で投薬治療を受けている場合は、ホルモンレベルの変化に十分注意すること。

翼のムドラ瞑想で代謝のバランスを調える

- ガルダ・ムドラを結んで自然な呼吸を何回か行い、このムドラで呼び起こされる全ての感情と感覚に従います。
- 呼吸が穏やかに胸の上の方、喉、首に向かい、自然にこりがほぐれるのを感じましょう。
- こりがほぐれると、全身のバランスと調和が高まるのを体感します。

- バランスと調和の感覚を深めるには、体のいくつかのプラス面とマイナス面を探ってみましょう。自然と全身の統合の感覚が得られるはずです。

- まずは時間をかけて、呼吸が左の鼻の穴を通って左半身に流れるのを感じましょう。自然と涼しさや爽快感が生じるのを体感できます。

- 今度は、右の鼻の穴と右半身に気づきを向けましょう。何回か呼吸しながら、温かさとエネルギーが活性化する感覚が生じるのを感じましょう。

- 次に、呼吸が両方の鼻の穴と両半身を均等に流れるのに任せ、統合と調和の感覚が高まるのを体感しましょう。

- 人生の旅を続けます。何回か呼吸しながら、直感力や受容的な面を司る、右脳に気づきを向けましょう。

- 次は、何回か呼吸しながら、論理的思考を司る左脳に気づきを向けましょう。

- 今度は、右脳と左脳に均等に気づきを向けましょう。何回か呼吸しながら、受容的な軸と論理的な軸のバランスが調い、自然と統合と調和が生じるのを体感しましょう。

- バランスと調和の旅を続けます。呼吸と気づきを、喉の中央にある代謝を調整する重要な器官、甲状腺に向けましょう。

- 甲状腺には、一対の翼のような形をした左葉と右葉というものがあります。左葉と右葉は、休息と活動のバランスを象徴しています。このバランスが調うことで、私という存在の内と外が調和した状態で生きることができます。

- まずは呼吸と気づきを、休息と回復の象徴である甲状腺の左葉に向けましょう。休息と回復は、体が完全な癒やしを必要としている時間です。

- 次は、呼吸と気づきを甲状腺の右葉に向け、全ての活動に必要なありあまる活力とエネルギーを与えてくれるという、右葉が持つ象徴的な意味を感じましょう。

- 今度は、呼吸と気づきを甲状腺の左葉と右葉に均等に向けて、休息と活動の完璧なバランスを感じましょう。それによって内分泌系の健康が支えられ、全身の機能が最適化されます。

- 体のプラスとマイナスのバランスが全て自然に調ったら、全身が完璧な調和に安らぐのを感じましょう。

- 調和を意識しながら、次の言葉を声に出して、または心の中で3回唱えて下さい。**全てのプラスとマイナスのバランスが自然に調い、完璧な調和を体感します。**

- ゆっくりとムドラを解き、何回か呼吸して、完全なバランスを体感しましょう。

- 瞑想を終えたら、静かに目を開けてください。本質的な存在の調和の感覚が高まっていることでしょう。

35 ヴァジュラプラダマ・ムドラ

うつ病のための
揺るぎない信頼のムドラ

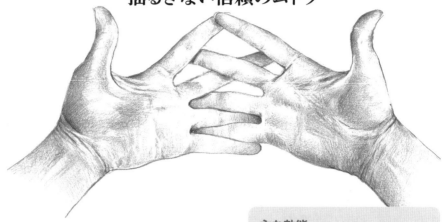

1. 両手の手のひらを胸に向け、手の幅
   一つ分、離したところで保つ。
2. 左手の小指が一番下に来るように
   して、両手の中指から小指までを組
   み合わせる。親指はまっすぐ上に伸
   ばす。
3. 両手をわずかに上に傾け、指と指の
   あいだにやや隙間が空くようにする。
4. 肩の力を抜いて後方に押し下げ、両
   肘をやや体から離し、背筋を自然に
   伸ばす。

主な効能
- うつ病の治療に効く。
- 胸部、肋骨、背中上部のこりをほ
  ぐす。
- 自分への信頼感や自信が強化さ
  れる。
- エネルギーと活力をもたらす。
- 微細な心臓の特性への感受性が高
  まる。

核となる特性
生きる気力を与える

注意・禁忌
なし

人生の喜びに再び目覚める

- ヴァジュラプラダマ・ムドラを結んで自然な呼吸を何回か行い、このムドラで呼び
  起こされる全ての感情と感覚に従います。

- 呼吸によって胸の辺り、肋骨、背中の上の方が穏やかに拡張され、上半身全体で
  より自由に呼吸ができるようになるのを感じましょう。

- 息を吸うたびに肺に気分が高揚するエネルギーが満ち、息を吐くたびにこりがほぐれ、完全にリラックスできるようになるのを感じましょう。

- 何回か呼吸しながら、活力と解放感が調和し、心臓のチャクラの中の開放性が高まるのを感じましょう。それによって、心臓の主要な特性が全て自然と開花します。

- 種である特性が、心の庭園で慎重に育まれることで、徐々に花が開いていく様子を思い描きましょう。

- まずは何回か呼吸しながら、自らを育む力がある種を植えているところを想像してみましょう。

- この種を、愛情をこめて育てることで、体のメッセージに敏感に耳を傾けられるようになり、自分自身に敬意を払って自分を大切にしたいという思いが生まれます。

- 自らを育む力が心臓で開花したら、今度は自尊心の種を植えましょう。自分は人生の贈り物と恵みを全て受けるに値する人間だという認識が生まれます。

- 何回か呼吸しながら、自尊心の種を育みましょう。種が育つにつれ、自分にしかない才能や可能性を全て大切にし、開花させる能力が高まります。

- 今度は、心の庭園に信頼の種を植えるところを思い描いて下さい。生命の深い意思は、つねに自分の旅路を支えてくれるものだということが理解できるでしょう。

- 時間をかけて、信頼の種を育むところを思い描いて下さい。信頼の種が開花するにつれ、自信を持って人生を歩めるようになるのを感じましょう。

- 自らを育む力、自尊心、信頼が完全に開花したら、今度はやる気の種を植えましょう。

- 何回か呼吸しながら、やる気の種を注意深く育むさまを思い描きましょう。新たな計画や可能性をエネルギッシュに活発に受け入れることで、自分から人生をつかみとれるようになります。

- 今度は、心臓の本質的な特性全てが優しく育まれ、喜びにあふれた充実した人生として、心の庭園で開花する様子を思い描きましょう。

- 開放性が高まるのを自覚しながら、次の言葉を声に出して、または心の中で3回唱えて下さい。
心臓の本質的な特性を育むことで、人生の喜びに再び目覚めます。

- ゆっくりとムドラを解き、何回か呼吸して、心臓の本質的な特性が自然に開花するのを感じましょう。

- 瞑想を終えたら、静かに目を開けてください。生きていくやる気と活力が増していることでしょう。

パーラ・ムドラ

不安障害のための
托鉢の鉢のムドラ

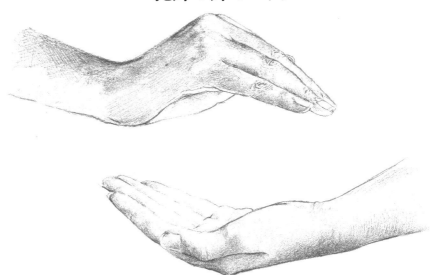

1. 両手を水をすくうような形に丸める。左手は手のひらを上に向け、へそから指4本分下に保つ。

2. 右手は手のひらを下に向け、左手のすぐ上の、へそと同じ高さに保つ。どちらの手も、側面を腹部に軽く当てる。

3. 肩の力を抜いて後方に押し下げ、両肘をやや体から離し、背筋を自然に伸ばす。

主な効能
- 不安障害の治療に効く。
- ストレスと筋肉のこりを緩和する。
- 血圧を下げる。
- 生殖器系、消化器系、排泄器系の健康を支える。
- 信頼感や執着しない心をもたらす。
- 内なる全体性を高める。

核となる特性
不安を緩和する

注意・禁忌
なし

静かで穏やかな聖域に安らぐ

● パーラ・ムドラを結んで自然な呼吸を何回か行い、このムドラで呼び起こされる全ての感情と感覚に従います。

● 呼吸が穏やかにお腹に向かい、内なる静けさの聖域に入っていくような心地よさと穏やかさがもたらされるのを感じましょう。

● 時間をかけて、内なる聖域に安らぎましょう。お腹がリズミカルに上下する腹式呼吸にただ従って、完全にリラックスして下さい。

● 体のそれぞれの部分を内なる聖域に招き入れると、さらに深くリラックスできます。

● まずは足を静かなる穏やかさの聖域に招き入れます。何回か呼吸しながら、足が完全にリラックスするに任せましょう。

● 次に、骨盤、お腹、腰を聖域に招き入れます。時間をかけて、これらの部分が穏やかでリズミカルな呼吸に合わせて、そっと伸び縮みするのを感じましょう。

● 何回か呼吸しながら、胸と背中の上の方が完全な静けさで満たされるのに任せましょう。これらの部分で、軽快さや心地よさが自然と増してくるはずです。

● 次は肩、腕、手、指を聖域に招き入れ、完全にリラックスさせましょう。

● 今度は、首と頭が静かなる穏やかさの聖域に入って安らぎます。目、耳、口、顎が柔らかくなって、完全にリラックスするのに任せましょう。

● 最後は全身が内なる聖域で安らぐようにし、何回か呼吸しながら、完全に静かなる穏やかさを体感します。

● 完全なる静けさと穏やかさを自覚しながら、次の言葉を声に出して、または心の中で3回唱えて下さい。

内なる聖域に安らぐことで、完全なる静けさと穏やかさを体験します。

● ゆっくりとムドラを解き、何回か呼吸して、完全な安らぎを味わいましょう。

● 瞑想を終えたら、静かに目を開けてください。あらゆる活動で穏やかな心地よさが深まっていることでしょう。

37 ヴィヤーナ・ヴァーユ・ムドラ

多発性硬化症など神経系の疾患のための
全方向へ広がるエネルギーの流れのムドラ

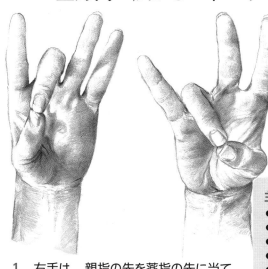

主な効能
- 神経系の健康を支える。
- 関節の健康を支える。
- 四肢の血行を改善する。
- 体への気づきを高める。
- 微細なエネルギーが再び自由に流れるようになる。

核となる特性
神経系を健康に保つ

注意・禁忌
多発性硬化症を罹患している場合は、手のひらを下にしてさらに鎮静効果を高めるとよい。

1. 右手は、親指の先を薬指の先に当てる。ほかの指はまっすぐ伸ばす。
2. 左手は、親指の先を中指の先に当てる。ほかの指はまっすぐ伸ばす。
3. 手のひらを上に向け、両手の甲を腿か膝の上に置く。
4. 肩の力を抜いて後方に押し下げ、背筋を自然に伸ばす。

脳からの明快な情報伝達を再構築する

- ヴィヤーナ・ヴァーユ・ムドラを結んで自然な呼吸を何回か行い、このムドラで呼び起こされる全ての感情と感覚に従います。
- 呼吸が自由に全身を流れ、体全体の統合と調和の感覚が高まるのを感じましょう。
- 時間をかけてこの調和を体感し、細やかな感覚や全ての感情の感受性が高まっているのを感じましょう。
- 感受性の高まりによって、脳から体のそれぞれの部分に至るエネルギーの通路に同

調すると、自然に生命エネルギーによる栄養が与えられるようになります。

● まずは足に気づきを向けて下さい。吸う息とともに各部分から脳へのエネルギー通路をたどり、吐く息とともに生命エネルギーが通路をたどってそれぞれに栄養が与えられるのを感じましょう。

● 何回か呼吸しながら、脳から脚全体への自由なエネルギーの流れに同調しましょう。

● 次に、骨盤、おしり、お腹、腰に気づきを向けましょう。息を吸うたびにこれらの部分から育むエネルギーが通路を通って、脳へと上がっていき、息を吐くたびにこのエネルギーが再び通路を下っていくのを感じましょう。

● 何回か呼吸しながら、これらの通路をよりはっきりと意識しましょう。生命エネルギーが骨盤、おしり、お腹、腰を自由に流れるのに任せて下さい。

● 次に、みぞおち、胸、背中の中心、背中の上の方に気づきを向けます。息を吸うたびにこれらの部分からエネルギーが通路を通って、脳へと上がり、息を吐くたびにこれらの部分が生命エネルギーで満たされるのを感じましょう。

● この通路により深く同調できたら、何回か呼吸しながら、生命エネルギーの自由な流れに包まれるのを感じましょう。

● 今度は、肩、腕、手、指に気づきを向けます。吸う息とともに指先から腕へ、さらに脳へと生命エネルギーが通路を通って上がっていき息を吐くたびにその通路を逆にたどって、エネルギーが、それぞれの部分を育んでいくのに任せましょう。

● 何回か呼吸しながら、こうした通路をたどって自由に流れる生命エネルギーに同調し、より大いなる感覚と感受性が腕全体に染みこむのに任せてください。

● 今度は、首と頭に気づきを向けます。息を吸うたびに首と顔から脳へと至る通路をたどり、息を吐くたびにこれらの部分のエネルギーが完全に育まれるのを感じましょう。

● 何回か呼吸しながら、さらに明確にこうしたエネルギーに身を任せてください。生命エネルギーが首、頭、五感を自由に流れるのに任せましょう。

● 今度は、気づきが全身を包むのに任せましょう。息を吸うたびに、体の各部分から脳へと至るエネルギー通路をたどります。息を吐くたびに、全身で脳からの情報伝達と調和の感覚が改善していくのを感じましょう。

● 感受性の高まりを自覚しながら、次の言葉を声に出して、または心の中で3回唱えて下さい。

体の細やかなエネルギー通路に同調することで、脳からのはっきりとした情報伝達が再び構築されます。

● ゆっくりとムドラを解き、何回か呼吸して、きめ細やかな通路全てにおいて脳からのはっきりとした情報伝達がなされているのを感じましょう。

● 瞑想を終えたら、静かに目を開けてください。統合と調和の感覚が高まっていることでしょう。

38 ブラーマラ・ムドラ

アレルギーなど免疫系の疾患のための
ミツバチのムドラ

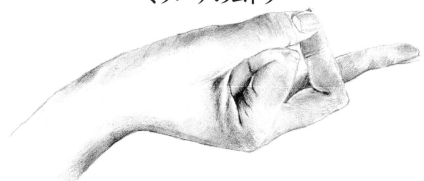

1. 人差し指を軽く隙間を空けて丸め、指先で親指の第2関節の谷間を押す。
2. 親指の腹で、中指の末節の側面を押す。
3. 薬指と小指はまっすぐ伸ばす。
4. 両手の甲を腿か膝の上に置くか、または手のひらを上にして体の横に保つ。
5. 肩の力を抜いて後方に押し下げ、背筋を自然に伸ばす。

主な効能
- アレルギー症状や鼻づまりを緩和する。
- 免疫機能のバランスを調える。
- 適度な境界線を守る。
- ポジティヴな態度が身につく。

核となる特性
免疫系を健康に保つ

注意・禁忌
なし

健全な境界線を築く

- ブラーマラ・ムドラを結んで自然な呼吸を何回か行い、このムドラで呼び起こされる全ての感情と感覚に従います。

- 時間をかけて、呼吸が穏やかに胸の上、首、頭に向かい、呼吸の通路が全て清らかになる感覚がもたらされるのを感じましょう。

- 空気の通路が開くと、呼吸が両方の鼻の穴を自由に通るようになり、呼吸の心地よさが高まります。

- 吸う息が楽になるにつれ、食物鞘の境界を超えて吐く息が拡張するのがわかるようになり、生気鞘への感受性が高まります。

- 吸う息とともに生気鞘の輪郭がおのずと拡張し、吐く息とともに緩むのを感じましょう。生気鞘のきめ細かな境界線を、よりはっきりと感じとれるようになります。

- 何回か呼吸しながら、こうした境界線を感じてみましょう。私自身を取り巻く細やかな領域、保護のエネルギーのオーラに気づけるはずです。

- 生気鞘の境界線を体感することは、自分が世界や周囲の人々とどのように関係しているかの反映でもあります。境界線が硬すぎると感じるときは、人生の難局に過剰に反応し、わが身を守ろうとするあまり、生命エネルギーの栄養からも遠ざかってしまっているのかもしれません。

- 境界線が開きすぎている場合には、自分と自分以外を区別することができなくなり、侵入者に統合を脅かされる恐れが生じます。

- 境界線が心地よいバランスを保っていると、健康的で栄養となるものは受け入れる一方で、適度に自分を守るエネルギーのシールドを維持することができます。

- 何回か呼吸しながら、エネルギーの境界線が開きすぎているか、硬すぎるか、バランスが取れているかを感じとって下さい。

- 人間関係やあらゆる活動において、どのような変化を起こせばエネルギーの境界線のバランスがよりよく保たれるかを、思い描いてみましょう。

- 健全な境界線を築くことで、体の統合を危うくする脅威がはっきりとわかるようになります。周囲の環境に過剰に反応することもなくなるため、免疫系の機能が改善されます。

- 免疫系の機能が改善されると、与えることと受けとることの自然なバランスがわかるようになり、生命エネルギーの栄養を受けとると同時に、体の統合を危ぶませるものをろ過して排除するようになります。

- 健全な境界線を自覚しながら、次の言葉を声に出して、または心の中で3回唱えて下さい。

  はっきりした健全な境界線があることで、免疫系の機能が改善されます。

- ゆっくりとムドラを解き、何回か呼吸して、バランスがとれ、守られているのを感じましょう。

- 瞑想を終えたら、静かに目を開けてください。全ての層で守られている感覚が高まっていることでしょう。

39 マニ・ラトナ・ムドラ

全体を癒やすための
貴重な宝石のムドラ

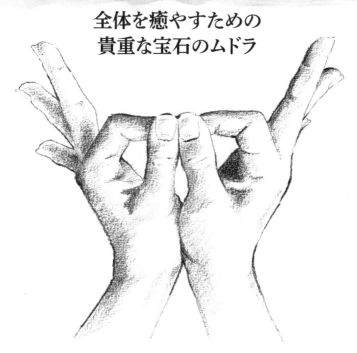

1. 人差し指の先を親指の先に当てる。
2. 両手の親指の側面を合わせる。両手の人差し指の先を合わせ、人差し指を一直線にそろえる。
3. 手首を合わせたまま、中指から小指までをまっすぐ伸ばして広げる。
4. 肩の力を抜いて後方に押し下げ、両肘をやや体から離し、背筋を自然に伸ばす。

主な効能
- 体の器官系と微細なシステムの全てが統合され、バランスが調う。
- 顔と首と肩の筋肉のこりをほぐす。
- 頭頂のチャクラを開く。

核となる特性
全てを癒す

注意・禁忌
なし

存在の全ての層を癒やす

- マニ・ラトナ・ムドラを結んで自然な呼吸を何回か行い、このムドラで呼び起こされる全ての感情と感覚に従います。

- 呼吸がスムーズに自由に体の前側を流れ、開放性と感受性が高まるのを感じましょう。

- 時間をかけて、この呼吸とエネルギーの流れに同調しましょう。呼吸に合わせて、水晶の光がそっと上下するさまを思い描いて下さい。

- 水晶の光をはっきり感じとるにつれて、自然と頭頂にある光の源、すなわち純粋意識を象徴する第7チャクラに導かれます。

- 時間をかけて水晶の光のチャクラに同調することで、このチャクラが私という存在の全ての層における癒やしの究極の源であることがわかります。

- まずは何回か呼吸しながら、癒しの光が体のあらゆる神経系、器官、組織、細胞内のバランスを再構築するのを感じましょう。

- 食物鞘に癒やしが浸透したら、今度は水晶の光が生気鞘に染みこむのに任せます。一つ一つのチャクラに光を当て、きめ細やかな体の完璧なバランスを取り戻しましょう。

- 今度は時間をかけて、癒やしの光が意思鞘を包みこむのに任せましょう。思考と感情にリラクゼーションと満ち足りた感覚が広がり、完全に静なる穏やかさに安らげるようになります。

- 食物鞘、生気鞘、意思鞘に癒やしのエネルギーが浸透すると、水晶の光が自分を縛る思いこみの全てを照らしだすため、徐々にそれらの思いこみを認識し、除去できるようになります。

- 何回か呼吸しながら、私という存在の全ての層に癒しの光が浸透するのを体感しましょう。

- 完全な癒やしを自覚しながら、次の言葉を声に出して、または心の中で3回唱えて下さい。

  癒しの光に満たされ、私という存在の全ての層のバランスが再び構築されます。

- ゆっくりとムドラを解き、何回か呼吸して、癒やしの本質に安らぎましょう。

- 瞑想を終えたら、静かに目を開けてください。水晶の癒しの光のエネルギーに満たされていることでしょう。

40 ブー・ムドラ

地の元素を活性化させるための
地のムドラ

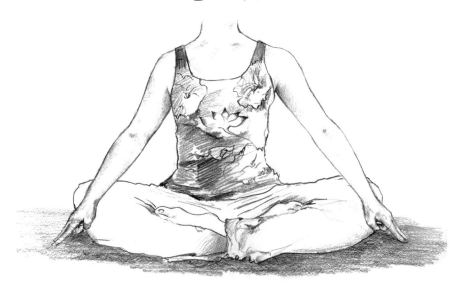

1. 小指と薬指をそっと丸めて手のひら
   に当て、その上から親指で押さえる。
2. 人差し指と中指を、「V」字に開いて伸
   ばす。
3. 人差し指と中指の先を体の両脇の大
   地にしっかりと当て、両腕で、頭を山
   頂とする三角形の山の形を作る。
4. 肩の力を抜いて後方に押し下げ、背
   筋を自然に伸ばす。

主な効能
- 心と体の双方で安定性が高まる。
- 骨格を強化する。
- 姿勢がよくなる。
- 血圧を下げる。
- 確かな拠り所と身体感覚が強まる。
- 不安障害の治療に効く。

核となる特性
大地の安定性をもたらす

注意・禁忌
なし

山の安定性を身につける

- ブー・ムドラを結んで自然な呼吸を何回か行い、このムドラで呼び起こされる全ての感情と感覚に従います。

- 体が山になっていると想像しましょう。両足が麓、両腕が山裾に向かって広がる山腹、頭頂が空に向かってそびえる山頂です。

- 息を吸うたびに自然と背筋が伸び、息を吐くたびに上体の基盤となる部分が大地としっかりつながります。

- 背骨を通っている上下に流れる呼吸が、椎骨と椎骨のあいだに隙間を作り、体の構造全体で一直線になる感覚や安定性が高まります。

- 山の安定性に安らぎながら、息を吐いた後、止める呼吸が自然と長くなるのを、時間をかけて感じとりましょう。大地の深い静かなる穏やかさを体感して下さい。

- 大地の安定性と穏やかさに同調することで、おのずと大地の癒やしの特性を全て受けとることができます。

- まずは何回か呼吸しながら、体の構造を支えるのにちょうど必要なだけのミネラルを大地から受けとりましょう。これによって、骨の強度と骨密度が高まります。

- 支えられる感覚が高まることで、自然と体のうちに完全に「いる」ようになり、私という存在のあらゆる領域が切れ目なく統合されるのを体感します。

- 完全に体のうちに「いる」ことで、山の穏やかさがおのずと思考と感情に浸透し、人生の旅路のどの瞬間にどこにいても、安心感が得られるようになります。

- 安心感が深まることで、自然界に開かれているという感覚が私自身に浸透し、自分を取り巻く環境の中で完全にくつろげるようになります。

- 地球と一つになり、地球の癒やしの特性に満たされて、山の安定性に安らぎます。私という存在全体に、山の完全な静けさが染みこんでいくのに任せましょう。

- 大地と深く同調し、次の言葉を声に出して、または心の中で3回唱えて下さい。
大地の全ての本質的な特性を体現し、完全な安定性を体感します。

- ゆっくりとムドラを解き、何回か呼吸して、大地の癒やしの特性を全て統合しましょう。

- 瞑想を終えたら、静かに目を開けてください。支えられる感覚と安定性が高まった状態で、人生の旅を続けられることでしょう。

41 ジャラ・ムドラ

水の元素を活性化させるための 水のムドラ

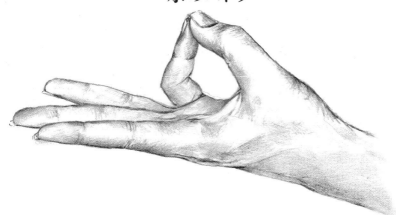

1. 親指の先を小指の先に当て、それ以外の3本の指はまっすぐ伸ばす。
2. 両手の甲を腿か膝の上に置く。
3. 肩の力を抜いて後方に押し下げ、背筋を自然に伸ばす。

主な効能
- 心と体の双方で流動性と柔軟性がもたらされる。
- 関節をなめらかにする。
- 泌尿器系、生殖器系、消化器系、排泄器系の健康を支える。

核となる特性
水の流動性をもたらす

注意・禁忌
なし

人生の流れに身を任せる

- ジャラ・ムドラを結んで自然な呼吸を何回か行い、このムドラで呼び起こされる全ての感情と感覚に従います。

- 呼吸が水の元素が宿る骨盤周辺に穏やかに向かうのを感じましょう。あらゆる水の状態を、骨盤の内部に思い描いて下さい。湖、河川、海、小川などによって、体内に流動性が浸透していきます。

- 何回か呼吸しながら、さらに深く骨盤に同調しましょう。水の特性である流動性が、完全に骨盤周辺を満たしているのを感じて下さい。

- 骨盤に流動性が浸透すると、この液体のエネルギーは外に流れだし、私という存在全体に栄養を与えていきます。

- 吸う息とともに骨盤の中の流動性に同調し、吐く息とともに癒やしのエネルギーの流れが生殖器官を完全に満たし、その機能を支えるのを感じましょう。

- 吸う息とともに私という存在の中心に戻り、吐く息とともに流動性が泌尿器系を満たすのを感じましょう。腎臓から膀胱へと、心安らぐエネルギーが流れていきます。

- 吸う息とともに流動性の中心に同調し、吐く息とともに、流動性がリンパ系を支え、体内組織から効率的に残留物を取り除くのを感じましょう。

- 何回か呼吸しながら、リンパ系というなめらかな流れが、その浄化力で体内の全ての器官の機能を改善するのを感じましょう。

- 吸う息とともに水の元素の宿る場所と再びつながり、吐く息とともに、癒やしのエネルギーの流れが筋肉、腱、靭帯を柔軟性としなやかさで満たし、関節を自然となめらかにするのを感じましょう。

- 全身に流動性が浸透すると、自然と意思鞘でも穏やかさが増していく状態を感じることができます。流動性によって人間関係が育まれ、落ち着いた心、平和で静かな心で人生の流れを体験できるようになります。

- 落ちつきが増すことで、おのずと人生の節目を楽に迎えられるようになります。人生のどの瞬間にも、生命の流れに身を任せていくことができます。

- 流動性という本質的な特性を自覚しながら、次の言葉を声に出して、または心の中で3回唱えて下さい。

  私という存在の全ての層で流動性が増すことによって、人生をスムーズに、楽に歩むことができます。

- ゆっくりとムドラを解き、何回か呼吸して、水の癒やしの本質を吸収しましょう。

- 瞑想を終えたら、静かに目を開けてください。存在の全ての層で、流動性が増していることを体感できるでしょう。

42 スーリヤ・ムドラ

火の元素を活性化させるための
太陽のムドラ

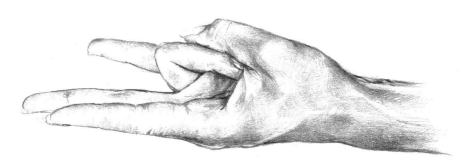

1. 薬指を曲げ、親指の付け根のふくら
   みに当てる。
2. 親指を上に添え、薬指をそっと押さ
   える。
3. 人差し指と中指と小指はまっすぐ伸
   ばす。
4. 両手の甲を腿か膝の上に置く。
5. 肩の力を抜いて後方に押し下げ、背
   筋を自然に伸ばす。

主な効能
- 心と体に輝かしいエネルギーをもたらす。
- 消化器系の健康を支える。
- 代謝を増やすことで、ダイエットに効果が期待できる。
- 自尊心を高める。
- 人生経験を消化しやすくなる。
- 人生の目的が明確化される。

核となる特性
光り輝く火のエネルギーをもたらす

注意・禁忌
胃酸過多の人は、代わりにプーシャン・ムドラを実践してもよい。

変容を促す太陽の光を浴びる

● スーリヤ・ムドラを結んで自然な呼吸を何回か行い、このムドラで呼び起こされる全ての感情と感覚に従います。

● 呼吸が自然と火の元素の宿るみぞおちに向かい、エネルギーと輝きの感覚がもたらされるのを感じましょう。

● この輝かしいエネルギーをより強く体感するには、私という存在の中心に輝く金色の太陽を想像してみましょう。この太陽が、火の元素の本質的な特性を体内に浸透させてくれます。

● まずは、太陽の金色の光のまぶしさと暖かさが消化器系を満たし、消化力と吸収力を高めてくれるのを感じましょう。

● 何回か呼吸しながら、内なる太陽が全ての消化器官を照らし、その機能を改善し、あらゆる細胞に生命エネルギーの栄養を与えてくれるのを感じましょう。

● 身体的な消化力が高まると、今度は内なる太陽の光が思考と感情を包みこみ、人生経験を楽に消化するのを助け、エネルギーを消耗するような積もり積もった感情や記憶を取り除いてくれます。

● 私という存在の全ての層における消化力が高まると、今度は内なる太陽の光が方向性を照らしだし、人生の目的がよりはっきりとわかるようになります。

● 何回か呼吸しながら、自分のあらゆる可能性が開花する様子を思い描きましょう。人生の旅路の障害となるものを乗り越える意志の強さが、自然と湧いてきます。

● 内なる太陽の光が燦々と輝くにつれ、疑いや無気力の雲は自然と焼き尽くされ、方向性を完全に表面化できるようになります。

● 輝かしいエネルギーを自覚しながら、次の言葉を声に出して、または心の中で3回唱えて下さい。

内なる太陽の輝かしいエネルギーを覚醒させることで、豊かな活力を持つことができます。

● ゆっくりとムドラを解き、何回か呼吸して、内なる太陽の光を吸収しましょう。

● 瞑想を終えたら、静かに目を開けてください。火の元素の輝きの特性に満たされていることでしょう。

43 ヴァーユ・ムドラ

風の元素を活性化させるための
風のムドラ

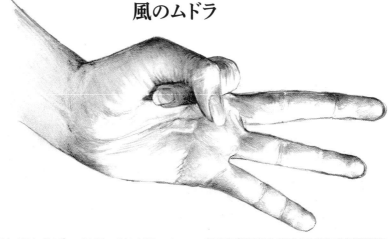

1. 人差し指を曲げ、親指の付け根のふくらみに当てる。
2. 親指を上に添え、人差し指をそっと押さえる。
3. 中指と薬指と小指はまっすぐ伸ばす。
4. 両手の甲を腿か膝の上に置く。
5. 肩の力を抜いて後方に押し下げ、背筋を自然に伸ばす。

主な効能
- 心と体に軽快さと安らぎをもたらす。
- 心地よい呼吸を支える。
- 優美さと感受性を高める。
- 美に対する理解が深まる。
- 微細な心を開く。

核となる特性
風の軽やかさをもたらす

注意・禁忌
なし

私という存在を軽やかにする

- ヴァーユ・ムドラを結んで自然な呼吸を何回か行い、このムドラで呼び起こされる全ての感情と感覚に従います。

- 息を吸うたびに胸の辺りが均等に拡張するのを感じ、息を吐くたびに胸、肋骨、背中の上が柔らかくなり、完全にリラックスするのに任せましょう。

- 何回か呼吸しながら、この伸び縮みの繰り返しによって、全身に軽快さと心地よさが増すのを感じましょう。

- この軽快さと心地よさをさらに増すために、雪に覆われた山頂への旅に出かけてみましょう。

- 歩きはじめた道の両側には、草花や高い木々が生えており、そよ風がやさしく顔をなでていきます。

- 青空は澄みきって晴れわたり、視界のかなたには切れ目なく山々が連なっています。自然と開放感が高まり、楽に呼吸できるようになります。

- さらに呼吸が楽になるにつれ、周囲の美しさへの感受性が高まります。草花がたおやかに揺れ、白い雲がのんびりとながれ、陽の光が心と体全体を温めてくれます。

- 周囲の美しさに心動かされることで、自然界とのつながりが深まります。呼吸は与えることと受けとることの自然な形であること、創造物のネットワーク全体との絶え間ない会話であることが感じられます。

- 山道を登るにつれ、空気が薄くなると同時に、爽快に澄みきっていきます。やがてたどりついた草原には、澄んだ山の大気の中を、蝶がそっと飛び交っています。

- 優しい風に誘われて腰を下ろし、辺りの景色を眺めてみましょう。渓谷や農場や草原が広がり、遠くには雪に覆われた山々の頂きがそびえています。それを見ているうちに、軽やかな感覚が湧き上がってきます。

- 何回か呼吸しながら、私という存在の全ての層における軽快さを吸収しましょう。呼吸の流れに身をゆだね、全身の細胞にも、思考や感情にも、軽やかさがもたらされるのを感じましょう。

- 軽快さが私という存在に浸透すると、自然と心が開き、自分の人生と万物をより軽やかに、楽に受け入れられるようになります。

- この存在の軽やかさを自覚しながら、次の言葉を声に出して、または心の中で3回唱えて下さい。
  存在の軽やかさが増すことで、心が開かれ、人生を完全に受け入れられるようになります。

- ゆっくりとムドラを解き、何回か呼吸して、本質的な軽快さに安らぎましょう。

- 瞑想を終えたら、静かに目を開けてください。風の元素の本質的な軽快さを取り入れることができるでしょう。

44 アーカーシャ・ムドラ

空の元素を活性化させるための
空のムドラ

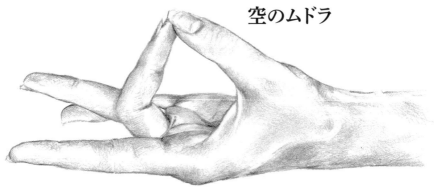

1. 親指の先を中指の先に当てる。
2. 人差し指、薬指、小指はまっすぐ伸ばす。
3. 両手の甲を腿か膝の上に置く。
4. 肩の力を抜いて後方に押し下げ、背筋を自然に伸ばす。

主な効能
- 心と体の内部に広々とした空間を感じる。
- 首と肩と顎のこりをほぐす。
- 甲状腺疾患の治療に効く。
- 聴覚障害の治療に効く。
- 直感力を高める。
- 新たな可能性を開く。

核となる特性
空間の広大さをもたらす

注意・禁忌
頭痛、めまい、立ちくらみの症状がある場合は、エネルギー活性化の効果が薄いガルダ・ムドラを実践するとよい。

広々とした空間の感覚を高める

- アーカーシャ・ムドラを結んで自然な呼吸を何回か行い、このムドラで呼び起こされる全ての感情と感覚に従います。

- 呼吸が穏やかに上昇して喉と首に向かい、広大さの感覚が高まるのを感じましょう。

- 広大さが深まるにつれ、限界や境界を超えて、自分の無限の可能性が見えるようになります。

- まずは、周囲の空間を感じとりましょう。何回か呼吸しながら、空間がいかに人が生き、動き、呼吸する際の入れ物となっているかに気づきましょう。空間こそ、万物が存在できる母体なのです。

- 今度は、自分の物質的な体が占める空間を感じとりましょう。周囲の空間の中にある、自分の体の輪郭をたどってみて下さい。

- 何回か呼吸しながら、体の輪郭が呼吸に合わせて活動的に伸び縮みするのを感じましょう。物質的な境界線は、最初に目に映る場所に固定されているわけではないことに気づきましょう。

- 今度は、体の中の空間を調べてみましょう。時間をかけて、肺、胃、膀胱、腸などの体内の空洞を感じとります。空間があることが身体機能に欠かせないことがわかるでしょう。

- 次に、体内の器官を一つ選び、時間をかけて、その器官にしかない形、容積、密度を感じとってみましょう。

- その器官を詳しく調べていくと、器官を構成する細胞同士が知的な共同体を形作り、心身の健康と幸福のために互いに協力しあっているのがわかるでしょう。

- その細胞の一つに入りこんでみて下さい。無数の原子で形作られていることがわかります。その一つに入りこんでみると、原子はほぼ何もない空間からできていることがわかるでしょう。

- この広大な空間に入りこんでみると、原子を構成する素粒子が、無限の可能性に満ちた空間で表れたり、消えたりしています。万物の母体である創造的な知性を反映しているのです。

- 何回か呼吸しながら、空間の本質である知性と一体化できていることを感じましょう。その知性が、自分の心と体を含めた万物を包みこんでくれているのです。

- この存在の本質である広大さを感じとれたら、時間をかけて心を開き、自分の無限の可能性を認めましょう。

- 広大さを自覚しながら、次の言葉を声に出して、または心の中で3回唱えて下さい。
  真の自己の広大さに同調し、無限の可能性に心を開きます。

- ゆっくりとムドラを解き、何回か呼吸して、生まれながらに持っている広大さに安らぎましょう。

- 瞑想を終えたら、静かに目を開けてください。空の元素によってあらわになる、無限の可能性を感じとることができるでしょう。

45 ダルマ・プラヴァルタナ・ムドラ

五大元素のバランスを調えるためのダルマを動かすムドラ

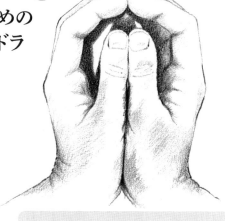

1. 右手と左手の指先を互いに合わせる。
2. 両手の親指の側面を合わせる。
3. 親指の腹が人差し指にふれず、人差し指のすぐ下に来るようにする。
4. 球を抱えるように、手を丸める。
5. みぞおちの前で手を前に向けて保ち、前腕を腹部に当てる。
6. 肩の力を抜いて後方に押し下げ、背筋を自然に伸ばす。

主な効能
● 五大元素のバランスを調える。
● 自分自身の全ての層において統合と調和をもたらし、健康と癒やしの基礎を作る。

核となる特性
五大元素のバランスを調える

注意・禁忌
なし

五大元素のバランスを調える

● ダルマ・プラヴァルタナ・ムドラを結んで自然な呼吸を何回か行い、このムドラで呼び起こされる全ての感情と感覚に従います。

● 呼吸が骨盤底にあたる部分から胸の上までの胴体全体を自由に流れ、また下へ降りてくるのを感じましょう。

● 呼吸の流れに従いながら、五大元素全てのバランスが自然に調うにつれ、私という存在全体で落ちつきが高まるのを感じましょう。

● 五大元素それぞれに気づきを向けることで、五大元素の本質的な特性を全て統合し、この存在の全ての層における調和を高めることができます。

● まずは上体の基盤となる部分に、地の元素が宿る場所である、赤い四角を思い

描いて下さい。この四角から景観が広がっていき、山、平原、谷、砂漠などあらゆる大地で覆われている様子を想像しましょう。

- 地の元素を具現化したら、何回か呼吸して大地の豊かな香りを吸いこみ、安定性という特性を吸収して下さい。安心感とともに人生の旅が続けられることを感じとりましょう。

- 今度は骨盤の中に、水の元素が宿る場所である、オレンジ色の円を思い描いて下さい。この生命の円から、海、川、湖、雲、雨など、あらゆる形状の水が広がっていくさまを想像します。この生命の円が、生命の流れをつねに新しく変化させていくのです。

- 水の元素を具現化したら、時間をかけて、流動性という水の特性を満喫しましょう。移り変わる人生の季節全てを進んでいける、穏やかさが高まります。

- 次は火の元素の宿る場所であるみぞおちに、上を向いた金色の三角形を思い描いて下さい。内なる太陽の光が三角形から放射され、私という存在全体が、明るさ、あたたかさ、そしてエネルギーに満たされるさまを想像してみましょう。

- 私という存在全体が金色の陽の光で満たされたら、時間をかけて、方向性を明確にしましょう。人生の目的がはっきりすると同時に、それを完全に明らかにするエネルギーと活力が湧いてきます。

- 次は風の元素が宿る胸の中ほど辺りに、緑色の六芒星を思い描いて下さい。心臓から緑の草原が広がり、そよ風に草花がそっと揺れているさまを想像してみましょう。

- 私という存在全体を風の元素に優しくなでられたら、時間をかけて、軽快さと心地よさなどが思考と感情に浸透していくのを感じましょう。思いやりと感受性をもって、人生を完全に受け入れられるようになります。

- 今度は、空の元素の宿る場所である喉のチャクラに、銀色の三日月がのぼってきます。これによって扉が開き、どこまでも広がりつづける、星や銀河に彩られた宇宙の広大さを知覚できるようになります。

- 宇宙の広大さに安らいだら、何回か呼吸しながら、生まれながらに持っている自分の広大さに同調し、無限の可能性を妨げているものを全て取り除きましょう。

- 呼吸を眉間に向け、五大元素の統合を象徴する、光輝く満月を思い描いて下さい。

- 月光を浴びながら、五大元素全てが自分と一致し、五大元素のバランスが調っていくのを感じましょう。完全な調和が体感できます。

- 統合を自覚しながら、次の言葉を声に出して、または心の中で3回唱えて下さい。
五大元素のバランスが全て調い、完全な調和を体感します。

- ゆっくりとムドラを解き、何回か呼吸して、五大元素の完全な統合を感じましょう。

- 瞑想を終えたら、静かに目を開けてください。全身で調和が高まっているのが感じられることでしょう。

46 アチャラ・アグニ・ムドラ
消化力を改善するための
不動の火のムドラ

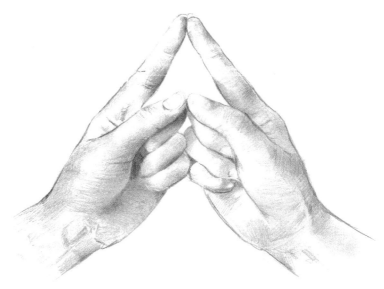

1. 親指を外に出してこぶしを握り、親指を中指の第2関節に当てる。
2. 人差し指をまっすぐ伸ばす。
3. 両手の人差し指の先の側面と、中指・薬指・小指の第2関節を合わせる。
4. 両手の親指の先を軽く合わせ、手のひらを上に向ける。
5. 人差し指が作る三角が前方を指すようにし、前腕をみぞおちに当てる。
6. 肩の力を抜いて後方に押し下げ、背筋を自然に伸ばす。

主な効能
- 肉体における消化のバランスを調える。
- 思考や感情の消化・吸収を助ける。
- 自尊心を高める。
- 方向感覚と清澄さがもたらされる。

核となる特性
消化を改善する

注意・禁忌
なし

消化を改善する

- アチャラ・アグニ・ムドラを結んで自然な呼吸を何回か行い、このムドラで呼び起こされる全ての感情と感覚に従います。

- 呼吸が自然とみぞおちに向かい、暖かさと輝きがもたらされるのを感じましょう。

- 息を吸うたびにみぞおちが水平にひろがり、息を吐くたびに完全に内側に小さくなります。

- リズミカルな呼吸によって、徐々に生命エネルギーが覚醒するのを感じましょう。みぞおちの中心に、燃える炎が見えてくるはずです。

- 時間をかけて、内なる炎を呼吸で燃え立たせましょう。ちょうどいい強さの炎を燃やすことで、私という存在の全ての層で最適な消化を支えることができます。

- 輝かしいエネルギーの炎が安定して燃えることで、お腹に暖かさと活力がもたらされるのを感じましょう。食べ物を効率よく分解できるようになります。

- 今度は内なる炎の光が小腸に注ぐことで、小腸のリズミカルな動きのバランスが調い、栄養の吸収が改善されるのを感じましょう。

- 栄養が完全に吸収できるようになったら、何回か呼吸しながら、最適なエネルギーが外に放射され、体内の全ての細胞に栄養がいきわたるのを感じましょう。

- 輝くエネルギーが心身をめぐるにつれ、内なる炎の光が自然と思考や感情にも浸透し、人生経験を楽に消化・吸収できるようになります。

- 何回か呼吸しながら、積もり積もった思考、記憶、感情、思いこみなどが取り除かれていくのを感じましょう。人生が、輝かしい活力とともに、前進できるようになります。

- この存在の全ての層において輝かしい活力を体感できるようになれば、自然と人生の旅路の方向性が明確になり、あらゆる可能性を表に出すエネルギーも湧いてきます。

- エネルギーと清らかさが全身に浸透し、毎日を生き生きと楽しく暮らせるようになります。

- 活力の光を自覚しながら、次の言葉を声に出して、または心の中で3回唱えて下さい。**私という存在の全ての層における消化が改善することで、輝かしい活力をもって生きていくことができます。**

- ゆっくりとムドラを解き、何回か呼吸して、アグニから生じる、バランスの調った活力を体感しましょう

- 瞑想を終えたら、静かに目を開けてください。完全にバランスの調ったエネルギーで、人生の旅路を進むことができるでしょう。

47 アバヤ・ヴァラダ・ムドラ

ヴァータのバランスを調えるための
恐怖心をなくし願いを叶えるムドラ

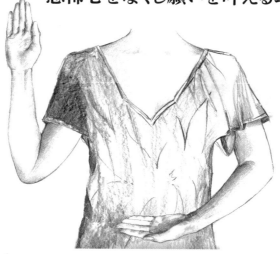

1. 左手をやや丸め、手のひらを上に向け、へその下でそっと体に当てる。または、左手を膝に乗せてもよい。
2. 右手をやや丸め、手のひらを前に向け、肩の位置で保つ。
3. 右手のひじはウエストの近くにとどめ、前腕を地面と垂直にする。
4. 肩の力を抜いて後方に押し下げ、背筋を自然に伸ばす。

主な効能
- 確かな拠り所と中心軸を定めて、ヴァータのバランスを調える。
- 排泄系の健康を支える。
- ストレスと不安を軽減する。

核となる特性
恐怖心をなくす

注意・禁忌
なし

存在における中心軸を定める

- アバヤ・ヴァラダ・ムドラを結んで自然な呼吸を何回か行い、このムドラで呼び起こされる全ての感情と感覚に従います。

- 呼吸が穏やかに骨盤に向かい、中心軸を定める感覚がもたらされるのを感じましょう。より自信を持って人生の旅路を歩めるようになります。

- 中心軸が定まった感覚を強めるには、全く新しい環境で道を歩きはじめる様子を思い描いてみましょう。

- 歩きはじめたら、踏みだす足の一歩一歩が大地に支えられ、そのおかげで揺るぎなく安定して次の足を踏み出せるのだということに気づきましょう。

- 大地に支えられ、存在の中心軸が定まると、人生の旅路を歩む一歩一歩に完全に存在できるようになります。

- 安定して歩みを進めるうちに、リズミカルな呼吸に同調し、自然と中心軸が定まる感覚が強まります。

- 体と呼吸への同調が深まるにつれ、自然と大地とのつながりも深まり、周囲の環境に心が開かれていきます。それによって、より大きな安心感を抱いて旅を続けられるようになります。

- 歩きつづけていると、遠くにこんもりと茂る森が見えてきます。木々のトンネルが頭上を覆い、陽の光もほとんど射しません。

- 一瞬ためらいの気持ちが生まれますが、ふたたび安定した呼吸の流れとつながり、足の下の大地の支えを感じることで、中心軸が定まり、自信を持って歩き続けられるようになります。

- 森にたどりつき、頭上を覆う木々の陰の中に入ると、足もとの大地の開放性を感じ、恐れが解消されていきます。新たな安心感とともに、人生の旅を続けましょう。

- やがて、森の中の空き地に出ます。木漏れ日がまぶしく射す空き地の中央には、古い大木が枝を広げており、その光景に思わず感銘を受けます。

- 近づいてみると、大木の太い幹や根の内側は空洞になっており、屋根や壁まであるこの自然の家の中に、座ってみたくなります。

- この空洞の中に腰を下ろすと、自分も大地に深く根を張ることで、この大木と一体となることができます。それによって、中心軸が定まる感覚がおのずと強まります。

- 私という存在の内部の中心軸が完全に定まり、大地とのつながりが深まることで、静かなる穏やかさに安らぎ、人生の旅路を完全に支えられて歩めるようになります。

- 中心軸を意識しながら、次の言葉を声に出して、または心の中で3回唱えて下さい。**大地と一体化し、中心軸が定まることで、完全なる安心感を抱いて人生の旅路を歩むことができます。**

- ゆっくりとムドラを解き、何回か呼吸して、完全な静けさに安らぎましょう。

- 瞑想を終えたら、目を開けてください。定まった中心軸を、全ての活動に取り入れることができるでしょう。

48 ジャラーシャヤ・ムドラ

ピッタのバランスを調えるための
湖のムドラ

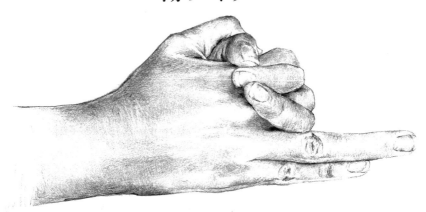

1. 右手の親指が一番上になるように、両手の指を組み合わせる。
2. 薬指と小指をまっすぐ伸ばし、ぴたりと合わせる。
3. 両手をへその下で保ち前腕を腹部に当てるか、腿の付け根に置く。
4. 肩の力を抜いて後方に押し下げ、両肘をやや体から離し、背筋を自然に伸ばす。

主な効能
- 心と体をなだめて静め、ピッタのバランスを調える。
- 腰のこりをほぐす。
- 冷やす効果によって炎症を軽減する。
- 静穏さを高め、批判や対立や競争心などの傾向を緩和する。

核となる特性
静隠さをもたらす

注意・禁忌
なし

静かな湖に身を浸す

- ジャラーシャヤ・ムドラを結んで自然な呼吸を何回か行い、このムドラで呼び起こされる全ての感情と感覚に従います。

- 呼吸が穏やかに骨盤と上半身の基盤となる部分に向かうのを感じましょう。心地よさと静かなる穏やかさが増していくのを体感できます。

- 静かなる穏やかさの感覚を深めるには、静かな湖のそばに立っているところを思い描いてみましょう。辺りには陰をなす木々が青々と茂り、草花がそよ風に揺れています。

- 何回か呼吸しながら、この光景の中にいる自分自身を感じとりましょう。湖に手を浸してみると、わずかに冷たい水に爽快感が湧き上がります。浅い湖の底には砂がしきつめられ、水は曇りなく澄みわたり、心地よさと安心感を持って泳いでごらんと誘っているようです。

- 静かな湖に苦もなく身を浸してみると、栄養に満ちた本質的な特性の全てが染みこんできます。

- まずは、何回か呼吸しながら、こだわりが解消されていくのを感じて下さい。物事を変えようとも、コントロールしようともせず、あるがままに受け止められるようになります。

- 物事をあるがままに受け入れることで、ストレスや緊張が自然とほぐれていきます。時間をかけて、呼吸がさらに穏やかに、静かになっていくのを感じましょう。

- 落ちつきと静かなる穏やかさが高まると、満ち足りた感覚が花開きます。何回か呼吸しながら、人生の旅路に必要なものは、もう全て持っていることに気づきましょう。

- 充足感に安らぐことで、人生におけるシンプルな事柄への感謝の気持ちが深まり、今このときを十分に味わえるようになります。

- 今このときに従うことで、自然界に心が開くようになります。じっくりと時間をかけて、万物との完璧な統合を体感しましょう。

- この開放性を体感するなかで、おのずと万物との心の交わりを感じるようになります。何回か呼吸しながら、共感力と思いやりが自然と開花するのに任せましょう。

- 慈悲の心と統合の感覚が高まると、全ての活動において協力と調和を思い描けるようになります。自身の才能や可能性が開花すると同時に、開かれた心で世界に奉仕できるようになります。

- 今度は何回か呼吸しながら、栄養に満ちた、静かな湖の特性全てに身をゆだね、内なる穏やかさと完全な静けさに安らぎましょう。

- 深く安らぎながら、次の言葉を声に出して、または心の中で3回唱えて下さい。
  内なる湖に身をゆだね、完全な静かなる穏やかさを体感します。

- ゆっくりとムドラを解き、何回か呼吸して、ただひたすら安らぎましょう。

- 瞑想を終えたら、目を開けてください。深く静かな穏やかさに身をゆだねられたことでしょう。

49 ラトナ・プラバー・ムドラ

カパのバランスを調えるための
輝く宝石のムドラ

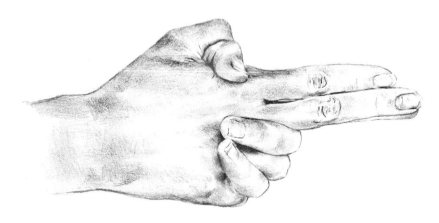

1. 右手の親指が一番上になるように、両手の指を組み合わせる。
2. 人差し指と中指をまっすぐ伸ばし、ぴたりと合わせる。
3. 指先を前方に向けながら、両手の手首を腹部上部に当てる。
4. 肩の力を抜いて後方に押し下げ、両肘をやや体から離し、背筋を自然に伸ばす。

主な効能
- エネルギーとやる気と活力を高め、カパのバランスを調える。
- 消化を活性化する。
- 肺うっ血や呼吸器の詰まりを治す。
- 精神の清澄さをもたらす。

核となる特性
活力をもたらす

注意・禁忌
高血圧の人はよく注意しながら行うこと。代わりに、エネルギー活性化の効果が穏やかなスーリヤ・ムドラを実践してもよい。

活力の宝石を輝かせる

● ラトナ・プラバー・ムドラを結んで自然な呼吸を何回か行い、このムドラで呼び起こされる全ての感情と感覚に従います。

● 呼吸が自然とみぞおちと胸の辺りに向かって、エネルギーが高まり、活力がもたらされるのを感じましょう。

● 活力の源として、みぞおちの中心にある輝かしい宝石を思い浮かべてみましょう。時間をかけて、宝石の色、形、大きさ、透明度を想像し、その輝きが全身に放射されるに任せましょう。

● 息を吸うたびに内なる宝石の光が輝きを増し、息を吐くたびにその輝かしい特性を受けとります。

● まずは宝石の光によって、消化器系を生命エネルギーで満たしましょう。食べ物の消化が助けられ、それによってより効率的に栄養が吸収されます。

● 今度は内なる宝石の光が呼吸器系に満ちていき、肺のうっ血、喉や鼻の詰まりが解消されます。それによって自由に楽な呼吸ができるようになり、肺活量も自然と増えていきます。

● 体と呼吸が活力の光を浴びたあとは、内なる宝石の光が心に当たり、自然とやる気と自尊心が湧いてきます。

● 何回か呼吸しながら、やる気と自尊心の高まりを具現化しましょう。五感を開放し、人生で出合う色、音、香り、手触りを、より生き生きと受けとる様子を思い描いて下さい。

● 内なる宝石の光が体と心と五感に浸透したら、新たな可能性や限界に挑戦し、人生を無限の可能性に満ちた場としてとらえてみましょう。

● 何回か呼吸しながら、輝かしい光であらゆる可能性を照らしだすと同時に、その可能性を完全に明らかにするエネルギーを受け取ってください。

● 生命エネルギーを意識しながら、次の言葉を声に出して、または心の中で3回唱えて下さい。

内なる宝石が輝きを放つにつれ、やる気と活力をもって生きることができます。

● ゆっくりとムドラを解き、何回か呼吸して、内なる輝きを体感しましょう。

● 瞑想を終えたら、静かに目を開けてください。高まったやる気と活力を、あらゆる活動に取り入れることができるでしょう。

50 アパーナ・ムドラ

アパーナ・ヴァーユを活性化するための
下向きの浄化エネルギーのムドラ

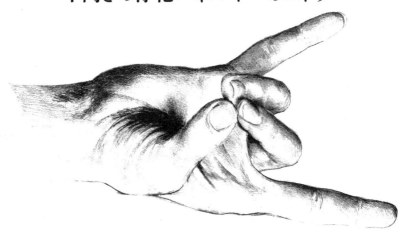

1. 親指の先を、中指と薬指の先と合わせる。
2. 人差し指と小指をまっすぐ伸ばす。
3. 両手の甲を腿か膝の上に置く。
4. 肩の力を抜いて後方に押し下げ、背筋を自然に伸ばす。

主な効能
- 排泄作用を助ける。
- 便秘と月経痛を緩和する。
- 血圧を下げる。
- ストレスと不安を軽減する。
- 執着心をなくす。

核となる特性
浄化するエネルギーの流れをもたらす

注意・禁忌
低血圧の人はよく注意しながら行うこと。
アパーナ・ヴァーユを活性化するムドラはどれも、妊娠中は十分に注意しながら、短時間のみ実践する。

下向きのエネルギーの流れを浄化する

- アパーナ・ムドラを結んで自然な呼吸を何回か行い、このムドラで呼び起こされる全ての感情と感覚に従います。

- 呼吸がへそから上半身の基盤となる部分に向かって下りて、確かな拠り所が高まるのを感じましょう。

- 吐く息が自然と長くなり、体のこりがほぐれ、緊張が下におりて、体の下の大地に解消されるのに任せましょう。

- 何回か呼吸しながら、赤土色のエネルギー、アパーナ・ヴァーユの下向きの流れに従いましょう。この流れが、体に必要のないものを取り去ってくれます。

- まずは時間をかけて、この下向きのエネルギーの流れが大腸を内側からマッサージするのを感じましょう。排泄器系に栄養を与え、排泄機能を支えてくれます。

- 何回か呼吸するあいだ、下向きの流れが、腎臓から膀胱に到達する尿路に流れていくのを感じましょう。泌尿器系が支えられ、余分な液体をスムーズに楽に排泄できます。

- アパーナ・ヴァーユの流れが生殖器官に栄養を与えるのを感じましょう。新たな生命を育む体液の流れが支えられ、生殖器系の健康と活力が改善します。

- 何回か呼吸しながら、食物鞘全体を赤土色のエネルギーが浄化していくのを感じましょう。不必要なものを全て手放し、下に降ろし、体の下の大地に解き放ちましょう。

- 食物鞘が栄養に満たされ、浄化されたら、今度はアパーナ・ヴァーユによって、思考と感情にリラクゼーションと解放感を浸透させましょう。

- 息を吐くたびに、もはや人生の旅路の支えとならない、自分を縛る思考や感情、思いこみの全てが取り除かれていくのを、時間をかけて感じとりましょう。これによって、意思鞘がおのずと浄化されます。

- 解放感を意識しながら、次の言葉を声に出して、または心の中で3回唱えて下さい。
  エネルギーの下向きの流れに浄化され、旅路の支えとならないものを全て手放します。

- ゆっくりとムドラを解き、何回か呼吸して、完全な浄化を感じましょう。

- 瞑想を終えたら、静かに目を開けてください。心身ともに解放感が増していることでしょう。

51 プラーナ・ムドラ

プラーナ・ヴァーユを活性化するための
上向きの生命エネルギーのムドラ

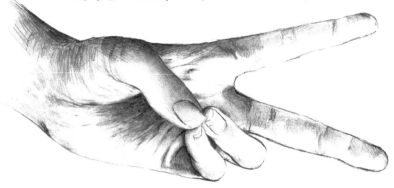

1. 親指の先を、薬指と小指の先と合わせる。
2. 人差し指と中指はまっすぐ伸ばし、V字にする。
3. 両手の甲を腿か膝の上に置く。または手のひらを前に向け、肩の高さで両手を体の横に保つと、さらにエネルギーが増加する。
4. 肩の力を抜いて後方に押し下げ、背筋を自然に伸ばす。

主な効能
- 心臓血管系と免疫系の健康を支える。
- 肺活量を増やす。
- 活力、楽観主義、やる気をもたらす。

核となる特性
エネルギーの上向きの流れをもたらす

注意・禁忌
高血圧の人はよく注意しながら行うこと。

上向きのエネルギーの流れを活性化させる

- プラーナ・ムドラを結んで自然な呼吸を何回か行い、このムドラで呼び起こされる全ての感情と感覚に従います。

- 呼吸が胸へのぼり、上向きのエネルギーで呼吸が自由になる感覚が高まるのを感じましょう。

- 吸う息が自然と長くなり、この呼吸が生命エネルギーの上向きの流れであるプラーナ・ヴァーユの乗り物としてはたらくのを、時間をかけて感じとりましょう。

- この上向きの流れを黄緑色の草原として思い描くことで、上半身を自然の活力で満たし、心臓と肺に完全な栄養を与えましょう。

- 大きな活力を吸いこむにつれ、肺の各部分に生命エネルギーが浸透していきます。

- まずは、何回か呼吸しながら、上向きのエネルギーの流れが肺の前側を完全に栄養で満たすのを感じましょう。人生に自信を持って臨めるだけの活力が得られます。

- 今度は、生命エネルギーの流れが肺の後ろの方を流れ、その部分のこりがほぐれるのをゆっくりと感じましょう。より軽やかに、楽に呼吸したり、生きていけるようになります。

- 次に、上向きのエネルギーの流れが肺に水平に拡がるのを感じましょう。与えることと受けとることの自然なバランスを保ちながら、人生を完全に受け入れられるようになります。

- 今度は、上向きのエネルギーの流れによって充分に活性化されたことで、肺の全ての部分が統合され、均等な呼吸ができるようになったことを、時間をかけて感じとりましょう。

- 自由な呼吸ができるようになったら、黄緑色の流れが心臓をそっと優しく栄養で包み、なめらかでリズミカルな心臓の機能を支えていることを感じましょう。

- 活力の流れが、胸骨上のうしろにある胸腺に、栄養を与えるのを感じましょう。胸腺周辺の血行が強化され、免疫系の機能が改善されます。

- 胴体の上の方全体が黄緑色のエネルギーに浸ったら、上向きの流れが思考と感情にも浸透していくのに任せましょう。やる気と楽観主義と活力のレベルが高まります。

- 上向きのエネルギーの栄養に満たされると、おのずと人生のあらゆる瞬間を大切な贈り物として充分に受け入れ、活発に生きられるようになります。

- 生命エネルギーを意識しながら、次の言葉を声に出して、または心の中で3回唱えて下さい。

  上向きのエネルギーの流れの栄養に満たされ、やる気と活力をもって生きていきます。

- ゆっくりとムドラを解き、何回か呼吸して、活力の高まりを感じましょう。

- 瞑想を終えたら、静かに目を開けてください。全ての活動においてやる気と活力が高まっていることでしょう。

52 マータンギー・ムドラ

サマーナ・ヴァーユを活性化するための
変容の女神のムドラ

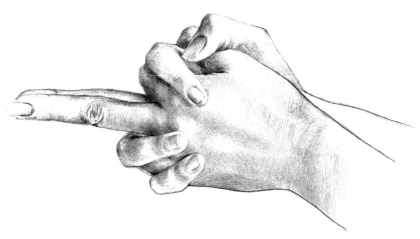

1. 右手の親指が一番上になるように、両手の指を組み合わせる。
2. 左右の中指をまっすぐ前方に伸ばし、ぴたりと合わせる。
3. 両手首をみぞおちに当てる。
4. 肩の力を抜いて後方に押し下げ、両肘をやや体から離し、背筋を自然に伸ばす。

主な効能
- 消化と吸収を強化する。
- 下肢の血行を改善し、下肢からのリンパ液の排液を助ける。
- 人生経験を消化しやすくなる。
- エネルギー、自尊心、決断力を高める。

核となる特性
エネルギーの放射状の流れをもたらす

注意・禁忌
胃酸過多など、消化力が強すぎる人は実践禁止。代わりに、エネルギー活性化の効果が穏やかなプーシャン・ムドラを実践してもよい。

● マータンギー・ムドラを結んで自然な呼吸を何回か行い、このムドラで呼び起こされる全ての感情と感覚に従います。

● 呼吸がみぞおちに向かい、暖かさとエネルギーが上半身の中心全体で高まるのを感じましょう。

● 息を吸うたびにみぞおちが水平に拡がり、息を吐くたびに自然と内側に収縮するのを感じましょう。

● 呼吸に合わせてみぞおちをエネルギッシュに伸び縮みさせながら、水平な流れであるサマーナ・ヴァーユを、自分自身の全ての層の活力を高める、金色の輝くエネルギーとして思い描きましょう。

● まずは、何回か呼吸しながら、金色の流れが消化器官を力強くマッサージするのを感じましょう。消化器官の機能が高まり、食べ物を効率的に消化・吸収できるようになります。

● 消化機能が高まることで、今度は金色に輝くエネルギーが、人生経験を学びのチャンスへと変えてくれます。それによって、必要な教えを受け入れると同時に、旅路の支えとならないものを手放せるようになります。

● 情緒的な経験を学びのチャンスへと楽に変えられることで、おのずとエネルギーと活力が高まり、人生の目的を開花させ、完全に明らかにできるようになります。

● また、水平のエネルギーの流れのバランスが調うことで、意志の強さと弾力性も高まり、人生の旅路の障害となるものを乗り越えられるようになります。

● サマーナ・ヴァーユのバランスが調うことで、生命エネルギーを賢く蓄えられるようになります。それによって必要なものは全て受けとる一方で、万物の利益のために人生を充分に生きられるようになります。

● 輝くエネルギーを意識しながら、次の言葉を声に出して、または心の中で3回唱えて下さい。

金色のエネルギーの流れに潜在能力が引きだされ、あふれるほどのエネルギーと活力が湧いてきます。

● ゆっくりとムドラを解き、何回か呼吸して、輝くエネルギーを体感しましょう。

● 瞑想を終えたら、静かに目を開けてください。全ての活動において活力が増していることでしょう。

53 リンガ・ムドラ

ウダーナ・ヴァーユを活性化するための
創造の源を象徴するムドラ

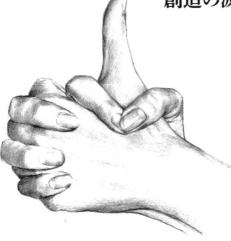

主な効能
- 内分泌系と中枢神経系の健康を支える。
- エネルギーと精神の清澄さをもたらす。
- 五感を活性化する。
- 頚椎を正しく配列する。
- 創造性と直感力を高める。
- 明瞭なコミュニケーションを可能にする。

核となる特性
清澄にするエネルギーの流れをもたらす

注意・禁忌
甲状腺疾患、高血圧、脳卒中、偏頭痛、緊張型頭痛がある場合は実践禁止。代わりに、エネルギー活性化の効果が穏やかなシューンヤ・ムドラを実践してもよい。

1. 右手の親指が一番上になるように、両手の指を組み合わせる。
2. 左手の親指をまっすぐ上に伸ばす。
3. 両手首をみぞおちに当てる。
4. 肩の力を抜いて後方に押し下げ、両肘をやや体から離し、背筋を自然に伸ばす。

清らかさを覚醒させる

- リンガ・ムドラを結んで自然な呼吸を何回か行い、このムドラで呼び起こされる全ての感情と感覚に従います。

- 呼吸が首と頭に向かい、エネルギーの最上の流れであるウダーナ・ヴァーユを活性化させることで、清らかさが高まるのを感じましょう。

- 息を吸うたびに呼吸が鎖骨から首、頭へとのぼり、息を吐くたびにエネルギーが首、頭を穏やかにめぐります。

- 何回か呼吸しながら、空色のエネルギーが上向きに流れる、ウダーナ・ヴァーユを感じとりましょう。首と頭と五感に完全に栄養が行き渡ります。

- 最も高い空色のエネルギーの流れが自由にめぐることで、穏やかな笑みが顔に広がり、顎、目、額が自然と柔らかくなります。

- 息を吸うたびにウダーナ・ヴァーユによって頚椎が伸び、息を吐くたびに顎の先が内側へと丸まって、自然と頭の位置が正しくなるのを、時間をかけて感じましょう。

- ウダーナ・ヴァーユによって喉と首が栄養に満たされることで、甲状腺が活性化され、全ての活動のためのエネルギーが高まるのを感じましょう。

- 何回か呼吸しながら、空色のエネルギーが甲状腺から放射状に広がり、全身が活性化するのを感じましょう。

- 甲状腺が空色のエネルギーに浸されることで、喉と声帯に自然と栄養が行き渡り、コミュニケーションを明確かつ楽に行えるようになります。

- 喉と首が完全に栄養に満たされると、最も高いエネルギーの流れが、五感に活力と清らかさをもたらします。

- まずは、空色のエネルギーが鼻の穴に浸透するのを感じましょう。嗅覚を使って、人生の豊かな香りを全て吸いこめるようになります。

- 次に、空色のエネルギーの流れが口の中に満ちていきます。人生の豊かな味を全て楽しめる能力が高まります。

- 空色のエネルギーが、目と視覚に栄養を与え、人生の美を残らず吸収できるようになります。

- 次はウダーナ・ヴァーユが聴覚に浸透し、人生のあらゆる音楽に耳を傾けられるようになります。

- 五感が清らかさに満たされるにつれ、より敏感に人生と触れ合える能力が高まるのを感じます。

- 何回か呼吸しながら、五感全てが空色のエネルギーに浸され、完全に活性化し、機能が改善するのを感じましょう。

- 五感が完全に栄養に満たされたら、今度は空色のエネルギーが脳を優しく浸すのに任せましょう。集中力と記憶力が高まり、清らかさがもたらされます。

- 自分自身の全ての層の清らかさが高まることで、自分にしかない才能や可能性の全てが開花する様子を、自然と思い描けるようになります。

- 清らかさの高まりを意識しながら、次の言葉を声に出して、または心の中で3回唱えて下さい。

無限の空色のエネルギーに満たされ、清らかさの高まりを体感します。

- ゆっくりとムドラを解き、何回か呼吸して、空色の流れに安らぎましょう。

- 瞑想を終えたら、静かに目を開けてください。全ての活動において清らかさが高まっていることでしょう。

54 アヌシャーサナ・ムドラ

ヴィヤーナ・ヴァーユを活性化するための
方向性のムドラ

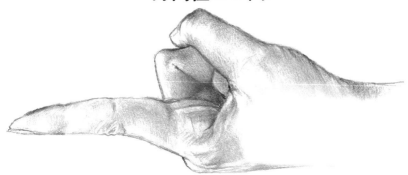

1. 親指を外に出してこぶしを握り、親指を薬指の第2関節に当てる。
2. 両手の人差し指をまっすぐ伸ばす。
3. 両手の甲を腿か膝の上に置くか、または人差し指の先を上に向けて体の横に保つ。
4. 肩の力を抜いて後方に押し下げ、背筋を自然に伸ばす。

主な効能
- 心臓血管系、リンパ系、末梢神経系の健康を支える。
- 四肢の血行を改善する。
- 姿勢を改善する。
- 体への気づきが高まる。
- 統合と調和がもたらされる。

核となる特性
全方向へ広がるエネルギーの流れをもたらす

注意・禁忌
なし

全ての方向へ広がるエネルギーを覚醒させる

- アヌシャーサナ・ムドラを結んで自然な呼吸を何回か行い、このムドラで呼び起こされる全ての感情と感覚に従います。

- 息を吸うたびに、呼吸が自然と骨盤の中心に集中し、体のエネルギーの中心と深くつながるのを感じましょう。

- 息を吐くたびに、すみれ色のエネルギーが中心から両手両足の方へと放射状に広がるのを感じましょう。

- 時間をかけて、全方向へ広がるエネルギーの流れ、ヴィヤーナ・ヴァーユと同調しましょう。ヴィヤーナ・ヴァーユはリズミカルな呼吸に合わせて中心から外側へと放射され、栄養を与えながら、全身を統合していきます。

- 吸う息とともに、すみれ色のエネルギーが体の中心に集中するのを感じ、吐く息とともに、全方向へ広がる流れが足に放射されるのに任せましょう。

- 何回か呼吸しながら、脚全体が完全に生命エネルギーの栄養に満たされ、全身と統合するのに任せて下さい。

- 今度は、吸う息とともに私自身の中心とつながり、吐く息とともに、お腹、みぞおち、腰、背中の中心がヴィヤーナ・ヴァーユに満たされるのを感じましょう。

- 時間をかけて、全方向へ広がるエネルギーが上半身の中心に浸透するのに任せましょう。

- 今度は、吸う息とともにすみれ色のエネルギーが骨盤の中心に集中し、吐く息とともにヴィヤーナ・ヴァーユが上昇して、胸、背中の上の方、肩、腕、手へと放射されます。

- 何回か呼吸しながら、胸と腕全体が完全に生命エネルギーの栄養に満たされるに任せて下さい。これらの部分に、暖かさと活力がもたらされます。

- 今度は、吸う息とともにすみれ色のエネルギーが骨盤に集中し、吐く息とともに首、頭へと上がっていきます。それによって、首と頭が自然と胴体や両腕両脚と統合されます。

- 次は、全ての方向へ広がる流れが全身に浸透していくのを感じてみましょう。中心から末端へとエネルギーの流れが広がるにつれ、血行がよくなり、神経の伝達が改善されます。

- 中心から末端に至るまで全身が栄養に満たされたら、何回か呼吸しながら、全身で統合と調和が高まっているのを感じましょう。

- 全ての方向へ広がるエネルギーを意識しながら、次の言葉を声に出して、または心の中で3回唱えて下さい。
  全ての方向へ広がるエネルギーが自由に流れることで、統合と調和を体感します。

- ゆっくりとムドラを解き、何回か呼吸して、中心から末端に至るまでの完全な統合を感じましょう。

- 瞑想を終えたら、静かに目を開けてください。全ての活動において調和が高まっているのを体感できることでしょう。

チンマヤ・ムドラ

第1チャクラのバランスを調えるための
具現化された知恵のムドラ

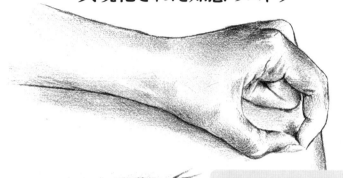

主な効能
- 安心感と安全性を高め、第1チャクラのバランスを調える。
- 骨格系の健康を支える。
- 排泄器系の健康を支える。
- 血圧を下げる。
- ストレスと不安を軽減する。
- 確かな拠り所、身体感覚、信頼感を高める。

核となる特性
安心感をもたらす

注意・禁忌
なし

1. 親指を外に出してこぶしを握る。
2. 人差し指の先と親指の先を合わせ、丸を作る。
3. 手のひらを下にして、両手を腿か膝の上に置く。
4. 肩の力を抜いて後方に押し下げ、背筋を自然に伸ばす。

完全な安心感を具現化する

- チンマヤ・ムドラを結んで自然な呼吸を何回か行い、このムドラで呼び起こされる全ての感情と感覚に従います。

- 呼吸が穏やかに下りて、完全な安心感の中心である、ムーラダーラ・チャクラが宿る上半身の基盤に向かうのを感じましょう。

- 支えるチャクラと深くつながるには、何回か呼吸しながら、上体の基盤部分に、4枚の赤い花弁が取り巻いている形を思い描きましょう。

- それぞれの花弁のエネルギーをイメージすることで、第1チャクラの本質的な特性の全てを目覚めさせやすくなります。

- まずは、確かな拠り所と関係している、前側の花弁に意識を集中させましょう。

- 息を吸うたびにこの花弁が自然と開き、息を吐くたびに内側に閉じるのを感じましょう。

- この花弁のリズミカルな動きに従い、何回か呼吸しながら、大地に自分の根が深く張っていくのを感じましょう。確かな拠り所と安定性を体感できます。

- 今度は、身体感覚と関係している、右側の花弁に意識を集中させましょう。

- 息を吸うたびにこの花弁が完全に開き、息を吐くたびに自然と内側に閉じていきます。

- この花弁のリズミカルな動きに従い、頭の先から足の裏までの全身に存在し、あらゆる部分に同時に「存在」することができるようになります。

- 次は、自然界とのつながりと関係している、左側の花弁に意識を集中させましょう。

- 息を吸うたびにこの花弁がなめらかに開き、息を吐くたびに自然に内側に閉じていくのを感じましょう。

- この花弁のリズミカルな動きに従い、何回か呼吸しながら、あらゆる生物とのつながりが深まるのを感じ、周囲との一体感を感じましょう。

- 今度は、支える特性と関係している、後ろの方の花弁に意識を集中させましょう。

- 息を吸うたびにこの花弁が完全に開き、息を吐くたびに自然と内側に閉じていくのを感じましょう。

- この花弁のリズミカルな動きに同調することで、心が開いて大地の豊かな恵みを全て受けとれるようになり、人生の旅路の歩み一歩一歩が完全に支えられていることがわかります。

- 今度は、蓮の花の花弁全てが、リズミカルな呼吸に合わせて開いたり閉じたりするのを感じましょう。時間をかけて、第1チャクラの本質的な特性を統合し、完全な安心を感じましょう。

- 第1チャクラの特性を自覚しながら、次の言葉を声に出して、または心の中で3回唱えて下さい。

  第1チャクラの本質的な特性を統合し、完全な安心感を抱いて旅路を歩んでいきます。

- ゆっくりとムドラを解き、何回か呼吸して、第1チャクラの蓮の花のバランスが完全に調うのを感じましょう。

- 瞑想を終えたら、静かに目を開けてください。支えられている感覚と安心感が高まった状態で、人生の旅路を歩めることでしょう。

56 スワディシュターナ・ムドラ

第2チャクラのバランスを調えるための
内なる住み処(か)のムドラ

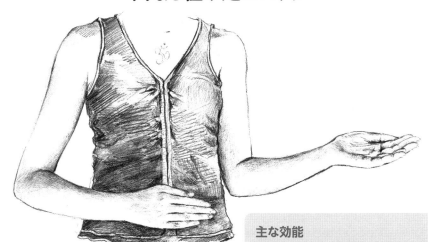

1. やや丸めた右手を、親指がへそのす ぐ下に来るように下腹部に当てる。
2. やや丸めた左手を、手のひらを上に してへその高さに保ち、前腕を地面 と並行にして、体のやや左側に差し だす。
3. 肩の力を抜いて後方に押し下げ、背 筋を自然に伸ばす。

主な効能
- 自らを育む力を高め、第2チャクラ のバランスを調える。
- 生殖器系と泌尿器系の健康を支 える。
- 月経のバランスを調える。
- 仙骨と腰のこりをほぐす。
- 自分自身でいることに安らげるよう になる。
- 健全な人間関係を築くのを助ける。
- 共依存関係や依存症に効く。

核となる特性
自らを育む

注意・禁忌
なし

己自身に帰還する

- スワディシュターナ・ムドラを結んで自然な呼吸を何回か行い、このムドラで呼び 起こされる全ての感情と感覚に従います。

- 骨盤の中心にある第2チャクラの上に右手を置くことで、心地よさと内なる栄養がもたらされるのを感じましょう。

- 宇宙の癒やしのエネルギーを自然に受けとるよう差しだされた左手が、内なる住み処であるスワディシュターナ・チャクラとつながるのを感じましょう。

- 何回か呼吸しながら、この栄養に満ちたエネルギーに従います。感受性が高まり、第2チャクラの主要な特性すべてを吸収できるようになります。

- 吸う息とともに内なる住み処に同調し、流動性の特性を受けとります。吐く息とともに流動性が第2チャクラから流れだし、私自身に滋養を与えます。

- 流動性の栄養に満たされることで、あらゆる人生のサイクルや季節をよどみなく、楽に過ごす能力がおのずと高まります。

- 吸う息とともに内なる住み処に戻り、吐く息とともに、落ちつきが自然と開花するのに任せましょう。

- 何回か呼吸しながら、落ちつきが自然と深まるのを感じましょう。周囲で起きることに煩わされず、静かな深みに安らげるようになります。

- 流動性と落ちつきが高まると、おのずと健全な人間関係が開花します。本来の自分自身に帰ることで、心地よく安心感をもってほかの人に接することができる自分に気づきましょう。

- 吸う息とともに内なる住み処に戻り、吐く息とともに第2チャクラの特性の全てが統合されるのを感じましょう。自らを深く育む力が自然と開花するのに任せて下さい。

- 何回か呼吸しながら、自らを育む力が全身に浸透するのに任せましょう。人生の旅路のそれぞれの段階で、自己と他者をともに愛情深く思いやることができるようになります。

- 自らを完全に育み、大いなる調和の中で生きることで、自然とシンプルなことに喜びを見出すようになり、喜びにあふれた人生のそれぞれの瞬間の美しさを味わえるようになります。

- 自らを育む力を意識しながら、次の言葉を声に出して、または心の中で3回唱えて下さい。

  自己のうちにくつろぎ、自らを育む力と癒やしを深く感じます。

- ゆっくりとムドラを解き、何回か呼吸して、第2チャクラに栄養を与える特性の全てを完全に統合しましょう。

- 瞑想を終えたら、静かに目を開けてください。栄養と癒やしの内なる源泉に同調できていることでしょう。

57 ヴァジュラ・ムドラ

第3チャクラのバランスを調えるための
ダイヤモンドのムドラ

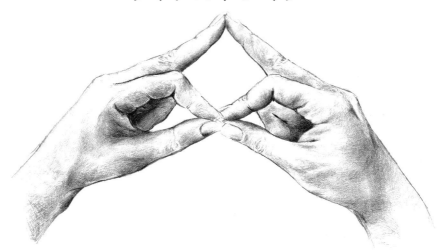

1. 親指の先を人差し指の先に当てる。
2. 両手の親指と人差し指の先を合わせる。
3. 両手の中指の腹を合わせ、ダイヤの形を作る。
4. 薬指と小指を自然に手のひらの方に丸める。
5. 中指を前方に向け、両手をみぞおちの位置に保つ。
6. 肩の力を抜いて後方に押し下げ、両肘をやや体から離し、背筋を自然に伸ばす。

主な効能
- 自らの潜在能力を引きだし、第3チャクラのバランスを調える。
- 消化と吸収を助ける。
- 自尊心を高める。
- エネルギーと活力が高まることで、うつ病の治療に効果が期待できる。
- 人生の目的が明確化される。

核となる特性
潜在能力を引きだす

注意・禁忌
なし

内なる宝石を輝かせる

- ヴァジュラ・ムドラを結んで自然な呼吸を何回か行い、このムドラで呼び起こされる全ての感情と感覚に従います。

- 呼吸が、自分自身の力を司るマニプーラ・チャクラの宿るみぞおちに自然と向かうのを感じましょう。

- 私自身の中心で輝きを放つ宝石としての第3チャクラを思い浮かべましょう。宝石のファセット、カットされた断面は、それぞれマニプーラ・チャクラの本質的な特性を表しています。

- まずは、自尊心のファセットを覚醒させましょう。体の中心で自尊心が輝かしい光を放ち、他者からの称賛を求める心から解き放たれるのを体感して下さい。

- 生まれながらに持つ自尊心が明るく輝くにつれ、人生の目的が明らかになります。何回か呼吸しながら、自分にしかない才能や可能性の全てがおのずと開花する様子を思い描きましょう。

- 自尊心が高まり、人生の旅路の予想図が明確になると、豊かなエネルギーを受けとり、人生の目的を完全に明らかにできるようになります。

- 豊かなエネルギーのファセットが明るく輝くことで、自然と意志の強さの特性が覚醒し、困難に自信を持って立ち向かえるようになります。

- 旅路に自尊心、エネルギー、自信が備わると、おのずと意識的に行動する能力が高まります。周囲を傷つけないよう、自分の行動の結果をよく考えるようになると同時に、大切な生命エネルギーを無駄遣いしなくなります。

- 豊富なエネルギーを携えて意識的に生きることで、自分自身の内外の調和を感じ、自分の可能性をはっきりさせると同時に、ありとあらゆる物の利益のために他者と協力できるようになります。

- 内なる宝石のあらゆるファセットが、まばゆい輝きを放つのを感じましょう。第3チャクラの本質的な特性の全てを統合することで、輝かしい活力をもって人生の旅路を歩めるようになります。

- 自信とエネルギーに満ちあふれながら、次の言葉を声に出して、または心の中で3回唱えて下さい。

  内なる宝石がまばゆく輝くことで潜在能力が引き出され、人生の方向性が完全に明らかになります。

- ゆっくりとムドラを解き、何回か呼吸して、第3チャクラの輝かしい特性の全てを感じましょう。

- 瞑想を終えたら、静かに目を開けてください。内なる宝石によって潜在能力が明らかになっていることでしょう。

パドマ・ムドラ

第4チャクラのバランスを調えるための
蓮の花のムドラ

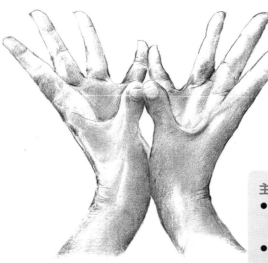

1. 心臓の前で合掌する。

2. 手のひらの下部と、親指と小指は合わせたまま、人差し指、中指、薬指を大きく開き、開花した蓮の花の形にする。

3. 肩の力を抜いて後方に押し下げ、両肘をやや体から離し、背筋を自然に伸ばす。

主な効能

- 心の主要な特性を開花させることで、第4チャクラのバランスを調える。
- 心臓血管系と免疫系の健康を支える。
- 思いやりと共感を高める。
- うつ病の治療を助ける。

核となる特性

無条件の愛を感得する

注意・禁忌

手に痛みを感じる場合は、代わりにフリダヤ・ムドラを実践してもよい。

心の庭園を歩く

- パドマ・ムドラを結んで自然な呼吸を何回か行い、このムドラで呼び起こされる全ての感情と感覚に従います。

- 無条件の愛を司るアナーハタ・チャクラの宿る胸の辺りに、呼吸が穏やかに向かうのを感じましょう。

- 息を吸うたびに心臓の前側が徐々に開き、息を吐くたびに、第4チャクラの主要な特性を全て受け入れるだけのスペースができていきます。

- 心臓のチャクラを、特性が開花する豊かな庭園として思い描きましょう。緑の草が敷きつめられた庭園には、色や形や種類もさまざまな野の花が咲き乱れています。

- 時間をかけて、この庭園を歩く自分を想像してみましょう。新しい花と出合うたびに、心臓の本質的な特性が一つずつ開花していきます。

- 最初に出合う花は、軽やかさの特性を開花させます。人生を優美に通りぬけ、どんなことでも自分に引きつけすぎることなく、人生の甘さを心ゆくまで味わえるようになります。

- 何回か呼吸しながら、全ての活動に軽やかさを取りこむ自分の姿を思い描きましょう。人生の旅路の様々な瞬間をずっと楽に生きられるようになります。

- 今までよりずっと楽な気持ちで庭園を歩いていると、感謝の花に心惹きつけられます。旅の途中で出逢うどの人やどんな物も、自分の人生の深い意味を明かしてくれるという意味では重要な役目を担っているのだということが、わかるようになるでしょう。

- 何回か呼吸しながら、感謝の花の色や手触り、香りを感じとりましょう。心身が、人生の全ての瞬間に対する深い感謝の念で満たされていくことでしょう。

- 感謝の念で満たされると、今度は自然と、心の交わりの花に目が行きます。自分の心臓が、ありとあらゆる物の心臓に合わせて鼓動を打つようになります。

- 何回か呼吸しながら、心の交わりの花の色や香りを吸収しましょう。自分の人生の旅路を共有する全ての人々が、大いなる調和の中で生きる様子を思い描きましょう。

- 心の交わりと調和が増した状態で庭園を進んでいくと、思いやりの花が開花するのに自然と気づきます。

- 思いやりが開花したら、時間をかけて、ありとあらゆる物の幸福に心からの祈りを捧げましょう。自分だけではなく、だれもが愛を探し求めているのだということがわかります。

- それができたら、心の花々を全て一つの花束として抱きしめましょう。真の自己の本質的な香りである無条件の愛が、おのずと花開きます。

- 心臓の特性を意識しながら、次の言葉を声に出して、または心の中で3回唱えて下さい。
  心臓の本質的な特性が目覚めることで、おのずと無条件の愛が花開きます。

- ゆっくりとムドラを解き、何回か呼吸して、心臓のチャクラの本質的な特性の全てが覚醒したのを感じましょう。

- 瞑想を終えたら、静かに目を開けてください。内なる庭園の色や香りを、全ての活動に取り入れられることでしょう。

59 カーリー・ムドラ

第5チャクラのバランスを調えるための
精神浄化の女神のムドラ

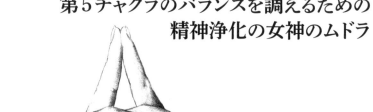

1. 右手の親指が一番上になるように、両手の指を組み合わせる。
2. 両手の人差し指を上にまっすぐ伸ばし、腹を合わせる。手を胸骨の位置で保ち、人差し指の先を喉のチャクラに向ける。
3. 肩の力を抜いて後方に押し下げ、両肘をやや体から離し、背筋を自然に伸ばす。

主な効能
- 精神の浄化を通して、第5チャクラのバランスを調える。
- 首、肩、喉、声帯のこりをほぐす。
- 直感力を高め、旅路の精神的な導きを受けとれるようにする。

核となる特性
精神を浄化する

注意・禁忌
甲状腺機能亢進症がある場合は実践禁止。代わりに、エネルギー活性化の効果が穏やかなシューンヤ・ムドラを実践してもよい。

浄化の巡礼の旅に出る

- カーリー・ムドラを結んで自然な呼吸を何回か行い、このムドラで呼び起こされる全ての感情と感覚に従います。
- 呼吸が、精神浄化を司るヴィシュッダ・チャクラの宿る喉と首に、穏やかに向かうのを感じましょう。
- 息を吸うたびに喉のチャクラが柔らかな空色のエネルギーに浸され、息を吐くたびに首と喉のこりが自然にほぐれていきます。

- こりがほぐれると同時に、浄化が徐々に始まり、真の自分自身と一致する能力を妨げる全てのものが取り除かれていきます。

- 浄化の過程を支えるために、巡礼の旅に出ましょう。人生の旅路の途中で何度も寺院に立ち寄り、そのたびにそれぞれの寺院が祀る第5チャクラの本質的な特性に捧げ物をしていきます。

- まずは、裾野の広がる大きな山の麓にいると想像して下さい。辺りには緑の丘が連なり、澄みきった小川が流れています。それを見ているうちに、自然とこの山を登り、奥深い領域へと足を踏み入れたくなってきます。

- 最初のうちは、心地よく楽な道が続きます。まもなく、精神の旅路への献身という特性を祀る、小さな寺院に到着します。

- 献身の寺院に捧げ物をするところを想像して下さい。何回か呼吸しながら、精神の旅路を何よりも優先するという意思を固めます。

- 緑の草原を踏み分け、花咲く木々のあいだを通りぬけながら、巡礼を続けましょう。自己探求を祀る次の寺院で、足を止めます。

- 自己探求の寺院に捧げ物をします。何回か呼吸しながら、真の自己との一致を妨げる思いこみを取り除かないと、目覚められないことを明確に理解しましょう。

- さらに高みに登っていくと、執着心のなさを祀る寺院にたどり着きます。これは、精神の旅路の支えにならなくなったものを全て簡単に手放せる能力を指します。

- この寺院に捧げ物をする自分の姿を想像しましょう。何回か呼吸しながら、シンプルさの増した状態で旅路を歩む自分の姿を思い描いて下さい。真に価値のあるものは、すでに自分の中に宿っていることが理解できます。

- やがて山の上に到達しました。下には全世界が広がり、すぐそばには、真の自己の無限性の目覚めを祀る寺院が建っています。

- 無限性の寺院に捧げ物をしましょう。何回か呼吸しながら、自分は生まれつき自由であるという完全な理解を統合しましょう。これによって、軽やかさ、清らかさの増した状態で旅を続けられます。

- 巡礼の旅は終わりました。座って瞑想したまま、穏やかに沈黙する精神を感じましょう。浄化の過程は、最終的な目覚めに至るまでずっと続くのだということがわかってきます。

- 浄化を意識しながら、次の言葉を声に出して、または心の中で3回唱えて下さい。
  精神の浄化を通じて、真の自己の自由を明確に感じ取ります。

- ゆっくりとムドラを解き、何回か呼吸して、巡礼の旅の途中で受けとった、第5チャクラのすべての特性を統合しましょう。

- 瞑想を終えたら、静かに目を開けてください。新たな清らかさとともに、精神の旅を続けられることでしょう。

60 トリシューラ・ムドラ

第6チャクラのバランスを調えるための
三叉槍のムドラ

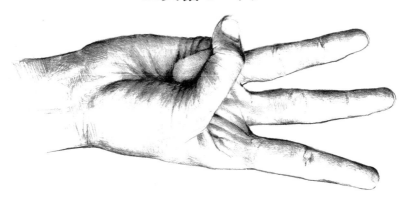

1. 小指を曲げ、親指の付け根のふくらみに当てる。
2. 親指の腹で、小指をしっかりと押さえる。
3. 他の3本の指をまっすぐ伸ばす。
4. 両手の甲を腿か膝の上に置くか、または伸ばした指先を上に向け、肩の位置で体の横に保つ。
5. 肩の力を抜いて後方に押し下げ、背筋を自然に伸ばす。

主な効能
- 知恵と清澄な眼力によって、第6チャクラのバランスを調える。
- 神経系と内分泌系の健康を支える。
- 精神の清澄さと集中力を高める。
- 二元性を超越した統合のビジョンを覚醒させる。

核となる特性
非二元性を感得する

注意・禁忌
なし

二元性を超越した見方をする

- トリシューラ・ムドラを結んで自然な呼吸を何回か行い、このムドラで呼び起こされる全ての感情と感覚に従います。

- 気づきと呼吸が、二元性を超越した清らかな見方を司る第三の目に、自然と安らぐのを感じましょう。

- 息を吸うたびに細やかなエネルギーが穏やかにアージュナー・チャクラに浸透し、息を吐くたびに額、顔、顎が自然と柔軟になり、リラックスします。

- リズミカルな呼吸に合わせて、第6チャクラのすみれ色の2枚の花弁が開いては閉じる様子を、時間をかけて思い描いて下さい。

- 第6チャクラの蓮の花が自然と花開くことで、二元性を超越した統合を見る能力が高まります。性格における疑いや問いや惑いが、完全に解消されていくのに任せましょう。

- 二元性を超越した見方を強めるには、今現在心にある、問いや疑念や人生の出来事を思い浮かべましょう。

- 何回か呼吸しながら、その問題について思いをめぐらせ、性格上において習慣となっている解決策のほかにも、物事の見方は数多くあるのだということを理解しましょう。

- 思いをめぐらせている事柄に関して視野を広げるために、まず呼吸を右の鼻の穴と右半身に集中させましょう。

- 時間をかけて、右の鼻の穴を使った呼吸に深く同調しましょう。理性的で論理的な側面がおのずと目覚めます。

- この論理的な物の見方に立って、思いをめぐらしている物事の可能な方向性を思い描いてみて下さい。この方向性が人生の旅路をどのように支えてくれるかを、よく考えてみましょう。

- 今度は、呼吸を左の鼻の穴と左半身に向けます。時間をかけて、受容的で直感的な側面に従いましょう。

- この直感的な物の見方に立って、いろいろと異なる考え方についてよく考えてみましょう。あらゆる人の物の見方や感情を考え、問題の事柄をより包括的に眺めてみて下さい。

- 左の鼻の穴を使った呼吸をしながら、この方向性が人生の旅路をどのように支えてくれるかについて、自分の存在の内側をよく調べてみましょう。

- 今度は、呼吸を両方の鼻の穴と両半身に均等に向け、第三の目の中で、両方の可能性を同時に保ったままにしてみましょう。

- 単に今そこにいるだけにとどめ、非難も分析もせずに、両方の可能性を観察して下さい。非二元性のスペースが生まれ、そこからおのずと洞察力が現れてきます。

- 時間をかけて、自分のうちから洞察力が現れるのに任せて下さい。論理的な面と直感的な面の双方が融合し、統合の方向性が現れる道筋を思い描いてみましょう。

- 何回か呼吸しながら、この統合の方向性を取りこみます。呼吸と気づきが第三の目に安らぐのに任せ、二元性を超越した清らかさを体感しましょう。

- 統合の方向性を意識しながら、次の言葉を声に出して、または心の中で3回唱えて下さい。
  清らかな洞察力を通じて、二元性を超越した統合の方向性に目覚めます。

- ゆっくりとムドラを解き、何回か呼吸して、真の自分自身の統合に安らぎましょう。

- 瞑想を終えたら、静かに目を開けてください。清らかさの増した状態で旅を続けられることでしょう。

61 アナンタ・ムドラ

第7チャクラのバランスを調えるための
無限性のムドラ

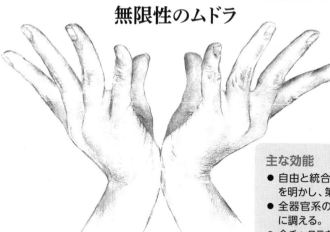

主な効能
- 自由と統合という真の自己の本質を明かし、第7チャクラを開花する。
- 全器官系のバランスを最高の状態に調える。
- 全チャクラを調和させる。
- 至福を垣間見る体験が可能となる。

核となる特性
統合を意識する

注意・禁忌
高血圧、頭痛、脳卒中がある場合は実践禁止。代わりに、マンダラ・ムドラを実践してもよい。
このムドラは、他のチャクラ・ムドラを楽に行えるようになってから実践すること。

1. 心臓の前で合掌する。
2. 手のひらの下部は合わせたまま、全ての指を広げ、開花した蓮の花の形にする。
3. 肩の力を抜いて後方に押し下げ、背筋を自然に伸ばす。

純粋意識を目覚めさせる

- アナンタ・ムドラを結んで自然な呼吸を何回か行い、このムドラで呼び起こされる全ての感情と感覚に従います。

- 呼吸と気づきが上半身の基盤となる部分から純粋な意識を司る第7チャクラの宿る頭の先へとのぼり、そこに安らぐのを感じましょう。

- サハスラーラ・チャクラに同調するにつれ、その水晶色の光がそれぞれのチャクラを調和させ、最後には全てが融合し、統合の体験へと至ります。

- まずは、上半身のこの基盤に4枚の赤い花弁があると想像して下さい。吸う息とともに赤いエネルギーが頭の先にのぼり、吐く息とともに水晶色の光がおりて、ムーラダーラ・チャクラに純粋意識の光がもたらされます。

- 水晶色の光に照らされ、ムーラダーラ・チャクラの蓮の花が完全に開花します。安心感がまして精神の旅の基盤ができることで、生きていく望みが満たされやすくなります。

- 次は、骨盤の中心にある6枚のオレンジ色の花弁に従いましょう。吸う息とともにオレンジ色のエネルギーが頭の先にのぼり、吐く息とともに水晶色の光がスワディシュターナ・チャクラを浸します。

- スワディシュターナ・チャクラの蓮の花が純粋意識の光を浴び、自然と花開くのを感じましょう。より流動性の増した人間関係が築けるようになります。

- 今度は、みぞおちにある10枚の金色の花弁に従いましょう。吸う息とともに金色のエネルギーが頭の先にのぼり、吐く息とともに水晶色の光がおります。

- 水晶色のエネルギーに照らされ、マニプーラ・チャクラの蓮の花弁が全て自然と開いていきます。人生の目的が明確になり、完全にそれを明らかにできるようになります。

- 次は、心臓のチャクラにある12枚の緑色の花弁に従いましょう。吸う息とともに緑色のエネルギーがのぼり、吐く息とともに水晶色の光が心臓のチャクラに浸透していきます。

- 時間をかけて、アナーハタ・チャクラが完全に開花するのを感じましょう。思いやりと共感を抱いて、ありとあらゆる物と触れ合えるようになります。

- 今度は、喉の中心に16枚の空色の花弁があると想像して下さい。吸う息とともに空色のエネルギーが上昇し、吐く息とともに喉と首が水晶色の光で浄化されます。

- ヴィシュッダ・チャクラが水晶色の光で満たされ、その花弁が自然と開花します。真の自らの真実と明確に繋がるようになります。

- 次は、2枚のすみれ色の花弁を持つ第三の目に、気づきが留まります。吸う息とともにすみれ色のエネルギーがのぼり、吐く息とともに、水晶色の光が知恵を司るアージュナー・チャクラに浸透していきます。

- 何回か呼吸しながら、水晶色の光が浸透したアージュナー・チャクラの蓮の花が、完全に花開くのを感じましょう。知恵と清らかさがもたらされ、二元性を超越した物の見方ができるようになります。

- 今度は、頭の先に気づきを向けましょう。水晶色の光が無限に広がり、全てのチャクラを調和させ、完全な統合を体感させてくれます。

- 源泉のエネルギーを意識しながら、次の言葉を声に出して、または心の中で3回唱えて下さい。

  純粋意識に安らぐことで、全てのチャクラがおのずと調和します。

- ゆっくりとムドラを解きます。好きなだけ時間をかけて、第7から第1に至る一つ一つのチャクラに気づきを向け、上体の基盤であるムーラダーラ・チャクラに戻ってきましょう。自分自身が完全に統合され、確かな拠り所が得られたのを感じて下さい。

- 瞑想を終えたら、静かに目を開けてください。統合という自分自身の本質により深く同調できていることでしょう。

62 ダルマ・チャクラ・ムドラ

チャクラを日常に統合するための
真実の車輪のムドラ

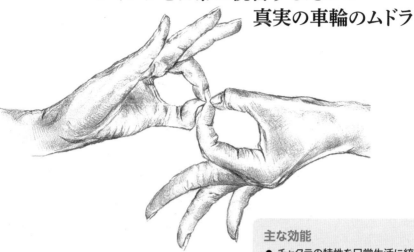

1. 親指の先を人差し指の先に合わせる。
2. 手のひらを上に向けた左手を、みぞおちの前に保つ。手のひらを下にした右手を、やや手のひらを外側に向けて、左手の上に保つ。
3. 両手の親指と人差し指の先を合わせ、残りの指は穏やかに伸ばす。
4. 肩の力を抜いて後方に押し下げ、両肘をやや体から離し、背筋を自然に伸ばす。

主な効能
- チャクラの特性を日常生活に統合しやすくなる。
- ヨガの完全呼吸法を強化する。
- 内分泌系を中心に、全器官系のバランスを調える。
- 心身の全体性と健康を全般的に高める。

核となる特性
全チャクラを統合する

注意・禁忌
なし

方向性を反映させる

- ダルマ・チャクラ・ムドラを結んで自然な呼吸を何回か行い、このムドラで呼び起こされる全ての感情と感覚に従います。
- 呼吸が全身をなめらかに流れ、開放性が高まることで、全てのチャクラが自然と統合されるのを感じましょう。
- この統合を通じ、人生の旅の究極的な意図は、全てのチャクラの本質的な特性を日常生活に反映させるのだということがはっきりと見えてきます。

- 旅は、頭の先から始まります。サハスラーラ・チャクラにある、水晶色の光を帯びた1000枚の花弁に従いましょう。

- 水晶色のエネルギーを浴びたら、時間をかけて、人生の意味の最も深い方向性がおのずと現れるのに任せましょう。旅のインスピレーションが得られるはずです。

- 人生の意味の最も深い方向性にインスピレーションを得たら、水晶色の光が第三の目において、清らかな物の見方を司るアージュナー・チャクラの2枚のすみれ色の花弁を照らします。

- このレベルに至ると、人生の目的が全てはっきりと知覚できるようになります。方向性を現実の生き方として明らかにするため、目の前に階段が現れたところを思い描きましょう。

- 清らかな光が今度は喉の中央において、ヴィシュッダ・チャクラの16枚の空色の花弁を照らしだします。

- 方向性をはっきりと明らかにするためには、何回か呼吸しながら、真の自分自身との交信を妨げている、自分を縛る思いこみを取り除きましょう。

- 明快な交信を可能にする光が心臓において、アナーハタ・チャクラの12枚の緑色の花弁に浸透していきます。

- 緑色の光が私自身に浸透すると、思いやりをもって生きられるようになります。どの人も自分と同じように、それぞれ幸せを追い求めていることがわかります。

- 何回か呼吸しながら、慈悲の心に満ちた心臓が、ありとあらゆる物の心臓に従って鼓動を打つのを感じましょう。

- 心臓の光がみぞおちにおいて、マニプーラ・チャクラの10枚の金色の花弁を照らしだします。

- 金色の光が放射されるにつれ、生まれながらに持つ自尊心が自覚され、人生の目的が開花すると同時に、他者に意識的に奉仕できるようになります。

- 今度は金色の光が下がり、スワディシュターナ・チャクラの6枚のオレンジ色の花弁を光で満たしていきます。

- オレンジ色の光が私自身に満ちるにつれ、内なる滋養と癒やしを体感し、より流動的に生きられるようになる一方で、旅路の助けとなる健全な人間関係を築けるだけの心のスペースが生まれます。

- 流動性の光が今度は上半身の基盤となる部分を満たし、ムーラダーラ・チャクラの4枚の赤い花弁に浸透し、安定性と確かな拠り所が自然と高まります。

- 私自身が赤いエネルギーに満たされると、方向性が現実の生き方へと変容し、自分自身の目覚めとありとあらゆる物の幸福という、人生の真の意味が明らかにされます。

- チャクラの旅を意識しながら、次の言葉を声に出して、または心の中で3回唱えて下さい。**全てのチャクラの特性が統合され、現実の生き方としての方向性が具体的に現れます。**

- ゆっくりとムドラを解き、何回か呼吸して、完全に人生に反映される様子を思い描きましょう。

- 瞑想を終えたら、静かに目を開けてください。全てのチャクラの特性を日常生活に統合できていることでしょう。

63 イダー・ムドラ

月の気道のバランスを調えるための
月のナーディのムドラ

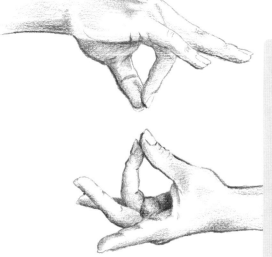

1. 親指の先と薬指の先を合わせる。
2. 手のひらを上に向けた左手を、へそのすぐ下に保つ。
3. 手のひらを下に向けた右手を、左手のすぐ上に保つ。右手の合わせた指先が、左手の合わせた指先にふれずに、そのすぐ上に来るようにする。
4. 肩の力を抜いて後方に押し下げ、両肘をやや体から離し、背筋を自然に伸ばす。

心安らぐ月光に養われる

- イダー・ムドラを結んで自然な呼吸を何回か行い、このムドラで呼び起こされる全ての感情と感覚に従います。

- 呼吸が自然と左の鼻の穴に向かうと同時に、左の肺が拡がり、左半身全体への気付きが高まるのを感じましょう。

- 何回か呼吸しながら、息を吸うたびに左半身全体が穏やかに拡がり、息を吐くたびに緩むのを感じましょう。

- 左半身への気づきが深まると、受容的な女性性への感受性が自然と高まります。

- 心落ちつく爽快なエネルギーが通る月の気道、イダー・ナーディに関する気づきを得ることで、これらの特性を完全に目覚めさせることができます。

- イダー・ナーディは、ムーラダーラ・チャクラから発して脊柱の左側を第三の目までのぼり、左の鼻の穴へと抜ける気道です。

- 息を吸うたびに冷却効果のある月光が上がっていき、息を吐くたびに月光が再び上半身の基盤となる部分に戻り、心落ちつく爽快感がもたらされます。

- 時間をかけて、銀色の月光のエネルギーが上下する動きを追いましょう。平静さと穏やかさがおのずと高まります。

- 静けさが高まったら、穏やかな月光に照らされた海の上を漂う自分の姿を思い描きましょう。自然と受容的な女性性の全てを吸収することができます。

- まずは、人生のサイクルと季節の中を楽に気持ちがほぐれていく能力である、流動性を受けとりましょう。

- 何回か呼吸しながら、流動性がイダー・ナーディを通り、脊柱の左側に沿って上下するのを感じましょう。

- 流動性が高まると、感受性の特性が吸収されます。それによって、体のメッセージを聞く能力が高まり、内なる癒やしの力が自然と開花します。

- 流動性と感受性が統合されると、自然と直感力の特性が目覚め、人生の旅の内なる導きが得られます。

- イダー・ナーディに沿って呼吸しながら、時間をかけて、体の内側から発せられるメッセージを受けとりましょう。人生のより深い目的と意味が明らかになります。

- 直感力と感受性が深まると、本質的な創造性がおのずと開花します。新たな可能性を生じさせる能力が高まり、それによって人生の深い意味を明らかにできるようになります。

- 時間をかけてイダー・ナーディを上下する呼吸を行い、受容的な特性の全てが開花するのを感じましょう。人生の流れをたやすく流れていけるようになり、シンプルな事柄に喜びを感じられるようになります。

- 受容的な特性を自覚しながら、次の言葉を声に出して、または心の中で3回唱えて下さい。

  穏やかな月光のエネルギーを浴びることで、人生のリズムにたやすく乗れるようになります。

- ゆっくりとムドラを解き、何回か呼吸して、心落ちつく月の光を浴びましょう。

- 瞑想を終えたら、静かに目を開けてください。イダー・ナーディの受容的な特性により同調できていることでしょう。

64 ピンガラ・ムドラ

太陽の気道のバランスを調えるための
太陽のナーディのムドラ

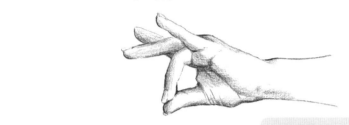

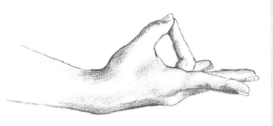

主な効能
- 自己主張や決断力などの、動的で男性的な太陽の特性を覚醒する。
- 消化を促進する。
- エネルギーと活力をもたらす。
- 集中力を高める。

核となる特性
活力を高める

注意・禁忌
高血圧の人はよく注意しながら行うこと。代わりに温める効果が穏やかなスーリヤ・ムドラを実践してもよい。

1. 親指の先と薬指の先を合わせ、その他の指はまっすぐ伸ばす。

2. 手のひらを上に向けた右手を、へそのすぐ下に保つ。

3. 手のひらを下に向けた左手を、右手のすぐ上に保つ。左手の合わせた指先が、右手の合わせた指先にふれずに、そのすぐ上に来るようにする。

4. 肩の力を抜いて後方に押し下げ、両肘をやや体から離し、背筋を自然に伸ばす。

輝く陽光のエネルギーを浴びる

- ピンガラ・ムドラを結んで自然な呼吸を何回か行い、このムドラで呼び起こされる全ての感情と感覚に従います。

- 呼吸が自然と右の鼻の穴に集中すると同時に、右の肺が拡がり、右半身全体への気づきが高まるのを感じましょう。

- 何回か呼吸しながら、息を吸うたびに右半身全体が拡がり、息を吐くたびに緩むのを感じましょう。

- 右半身への気づきが広がると、自然と論理的な男性性が活性化されます。

- エネルギーと活力が通る太陽の気道、ピンガラ・ナーディへの気づきに意識を集中させることで、これらの特性を完全に目覚めさせることができます。

- ピンガラ・ナーディは、ムーラダーラ・チャクラから発して脊柱の右側を第三の目までのぼり、右の鼻の穴へと抜ける気道です。

- 息を吸うたびに金色の陽光がピンガラ・ナーディをのぼり、息を吐くたびに輝かしいエネルギーが上半身の基盤となっている部分へとおります。

- 時間をかけて、輝かしいエネルギーが上下する動きを追いましょう。暖かさと活力がおのずと高まります。

- 活力を高めるために、太陽のまばゆい光の中で平原に立っているところを想像してみましょう。心身を開放し、論理的な特性の全てを活性化させるのにちょうどよい量の陽の光を受けとりましょう。

- まずは輝かしい自尊心を目覚めさせ、人生の目的や使命の明確な方向性を得ることによって、自分の才能や可能性を全て開花させる能力を高めましょう。

- 人生の目的や自分の可能性が明らかになると、自然と論理的に計画を立てる能力が高まり、旅路のそれぞれの段階で自分が何を達成したいのかがわかるようになります。

- 方向性が明らかになり、効果的な計画が立案できるようになると、自信をもって障害物を乗り越える意志の強さに支えられ、エネルギーをその達成目標一点に集中的に送りこめるようになります。

- 行動し目標を達成する旅路のあいだは、時間と資源の無駄遣いをせず、機会を最大限に活かすと同時に、大切なエネルギーを保存するようにしましょう。

- 目的に向かって邁進する際であっても、自らの望みと共同体全体の利益のあいだのバランスを保つよう努力しましょう。そうすることで、リーダーシップの能力が自然と開花します。

- 何回か呼吸しながら、人生の旅路を思い描いてみましょう。全ての段階を明らかに見通すことで、方向性を現実の生き方に変容させることが可能となります。

- 再びピンガラ・ナーディに気づきを向け、呼吸が太陽のエネルギーの気道を通り、論理的な特性全ての統合を助けるのを感じましょう。

- 太陽の特性を意識しながら、次の言葉を声に出して、または心の中で3回唱えて下さい。

  輝く太陽の光のエネルギーに従い、人生の目的を完全に明らかにします。

- ゆっくりとムドラを解き、何回か呼吸して、輝く太陽の特性を完全に統合しましょう。

- 瞑想を終えたら、静かに目を開けてください。論理的なエネルギーが浸透していることでしょう。

65

シャカタ・ムドラ

中央の気道のバランスを調えるための
乗り物のムドラ

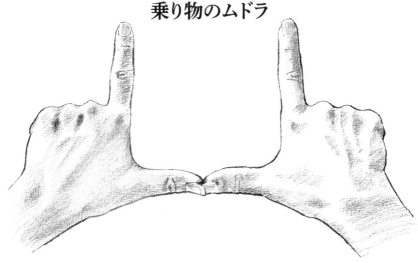

1. 手のひらを下にして、両手を宙に保つ。
2. 親指を外に出して軽くこぶしを握る。
3. 親指と人差指をまっすぐ伸ばす。
4. 両手の親指の先を合わせ、正方形の3つの辺を形作る。
5. 両手をへその下で保つか、腿の付け根に置く。
6. 肩の力を抜いて後方に押し下げ、両肘をやや体から離し、背筋を自然に伸ばす。

主な効能
● スシュムナ・ナーディを覚醒し、自由と統合の体験への道筋をつける。
● 脊柱の正しい配列を助ける。
● 自律神経系のバランスを調え、全ての癒やしを支える。

核となる特性
精神を統合する

注意・禁忌
シャカタ・ムドラは、イダー・ムドラとピンガラ・ムドラを楽に行えるようになってから実践すること。

統合に目覚める

● 精神覚醒のエネルギーが通る中央の気道、スシュムナ・ナーディを探索する準備として、まずはイダー・ムドラとピンガラ・ムドラの助けによって、二つの鼻の穴の呼吸バランスを調えましょう。

- まず、両手でイダー・ムドラ（p.132）を結びます。呼吸が左の鼻の穴、左の肺、左半身をなめらかに流れるのを感じましょう。

- 呼吸を3回行い、受容的な月の特性が自然と目覚めるのを感じましょう。

- 月の呼吸を終えたら、ピンガラ・ムドラ（p.134）を結びます。呼吸が右の鼻の穴、右の肺、右半身を楽に流れるのを感じましょう。

- 呼吸を3回行い、論理的な太陽の特性が自然と目覚めるのを感じましょう。

- スシュムナ・ナーディを探索する準備ができたらムドラを解き、腿か膝に両手を置きます。時間をかけて、自分の存在の受容的な面と論理的な面とのバランスを感じましょう。

- シャカタ・ムドラを結びます。呼吸が二つの鼻の穴を均等に流れ、一致する感覚と調和が深まるのを感じましょう。

- 一致する感覚が強まると、気づきが自然と内側に向かい、細やかなエネルギーが通る中央の気道、スシュムナ・ナーディと同調できるようになります。

- スシュムナ・ナーディを、上半身の基盤部分にあるムーラダーラ・チャクラと頭の先のサハスラーラ・チャクラとを結ぶ、脊柱内にある水晶色の柱として思い描きましょう。

- 息を吸うたびに水晶色の光がスシュムナ・ナーディに沿ってのぼり、息を吐くたびにこのエネルギーが上半身の基盤におりるのを体感しましょう。

- 何回か呼吸しながら、水晶色の光のエネルギーが、精神覚醒を司る中央の気道を上下するのを感じましょう。

- 水晶色の光が自由に流れるにつれ、月の特性と太陽の特性を統合すると同時に超越する、無限の純粋意識という内なる本質におのずと同調します。

- 何回か呼吸しながら、スシュムナ・ナーディの本質であるこの統合の体験のうちに安らぎ、今この瞬間を無限にまで拡げましょう。

- 無限の存在のうちに安らぐことで、水晶色の目覚めの光と完全に融合します。

- 覚醒を意識しながら、次の言葉を声に出して、または心の中で3回唱えて下さい。**水晶色の光が体に浸透することで、統合の本質を体感します。**

- ゆっくりとムドラを解き、何回か呼吸して、完全な統合と調和を感じましょう。

- 瞑想を終えたら、静かに目を開けてください。統合の本質とのつながりが深まっていることでしょう。

66

ヴァイカーラ・ムドラ

自然現象から身を護るための
防御の盾のムドラ

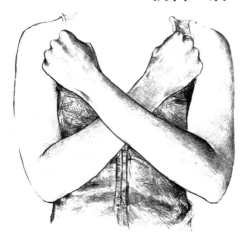

1. 親指を外に出してこぶしを握り、親指を薬指の第2関節に当てる。
2. 右腕を下にして胸の前で両腕を交差させ、肩関節のすぐ下の胸の両脇にこぶしを当てる。
3. 肩の力を抜いて後方に押し下げ、背筋を自然に伸ばす。

主な効能
- 人体を構成する五大元素との統合の感覚をもたらす。
- 安全な環境と危険性のある環境とを見分ける。
- 背中上部のこりをほぐす。
- 免疫系の健康を支える。
- 潜在能力を引きだす。

核となる特性
自然現象から保護する

注意・禁忌
なし

五大元素の保護の特性を統合する

- ヴァイカーラ・ムドラを結んで自然な呼吸を何回か行い、このムドラで呼び起こされる全ての感情と感覚に従います。

- 呼吸が自然と胸に向かい、安全性と保護の感覚がもたらされるのを感じましょう。

- 全ての層において、両腕が保護のエネルギーの強力な盾を形作るのに気づきましょう。特に、自然現象や、環境において五大元素の起こす事柄から保護してくれます。

- 安心感を深めるには、自分の体を含むありとあらゆる物の構成要素である五大元素の、保護の特性に従いましょう。

- まずは、地の元素の保護の特性を具体的に表してみましょう。硬いと同時にしなやかな大地の表面に、根を張っていくところを想像して下さい。安定性、支えられている感覚、揺るがない強さが高まります。

- 地の元素とのつながりが深まったら、何回か呼吸しながら、保護のエネルギーの盾に守られているという、完全な安心感を体感しましょう。

- 今度は、水の元素の保護の特性が、体を流動性と柔軟性に浸すのに任せましょう。人生のサイクルや季節を楽に流れて行けるようになります。

- 水の元素の特性を吸収すると、保護のエネルギーの盾に支えられて自然と順応性が高まり、自然のリズムに応じて、計画や日課に修正を加えられるようになります。

- 順応性をもって人生を流れていくことで、自然と心身が開かれ、清らかさやエネルギーといった火の元素の保護の特性を受けとるようになります。

- 火の元素の特性を統合したら、何回か呼吸しながら、危険な状況を簡単に感知できる明晰さと、危険な状況に効果的に対処できるエネルギーがもたらされたことを、自覚しましょう。

- 明晰さとエネルギーが備わることで、風の元素の保護の特性である軽快さと感受性が、自然と体に浸透していきます。

- 感受性が高まると、環境の変化にすばやく対応できるようになると同時に、軽快さが増したことで安全な場所に逃れやすくなり、自然と保護のエネルギーの盾も強化されます。

- 風の元素で体が軽くなると、直感力や内なる声を聴く力などの空の元素の保護の特性に、おのずと従います。

- 直感的に耳を傾けることで、安全な環境や状況と、一切避けるべき環境や状況とを見分ける能力が高まります。

- 今度は、何回か呼吸しながら、五大元素全ての特性が統合され、自然と保護のエネルギーの盾が強化されるのを感じましょう。

- 五大元素全ての特性が完全に統合されると、心身が自然界に開かれるのを感じ、人生の旅路における究極の保護が与えられます。

- 五大元素に守られながら、次の言葉を声に出して、または心の中で3回唱えて下さい。
  五大元素全ての保護の特性に同調し、完全に安心感を抱いて人生の旅路を歩んでいきます。

- ゆっくりとムドラを解き、何回か呼吸して、保護のエネルギーの盾によって与えられる安心感に安らぎましょう。

- 瞑想を終えたら、静かに目を開けてください。より大きな安心感を抱いて旅路を続けられることでしょう。

67 スワスティ・ムドラ

ネガティヴなエネルギーから身を護るための 健康のムドラ

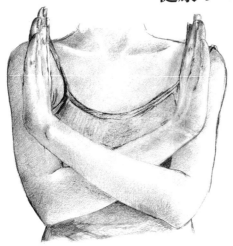

主な効能

- ネガティヴさをかわして中和する、保護のオーラを生む。
- 背中上部のこりをほぐし、肩甲骨のあいだに隙間を空ける。
- 背筋を伸ばして姿勢を改善する。
- 内分泌系と免疫系の健康を支える。
- 健全な境界線を維持する。
- 現在という時に意識を集中させる。

核となる特性
ネガティブなエネルギーから保護する

注意・禁忌
なし

1. 両手を合わせて合掌する。
2. 右腕を下に胸の前で両腕を交差させ、両手の甲が15cmほど離れて向かい合うようにする。
3. 指先を上に向ける。
4. 肩の力を抜いて後方に押し下げ、両肘をやや体から離し、背筋を自然に伸ばす。

保護のエネルギーのオーラに包まれる

- スワスティ・ムドラを結んで自然な呼吸を何回か行い、このムドラで呼び起こされる全ての感情と感覚に従います。

- 呼吸が胸、肋骨、背中の上の方に向かい、全身を包みこむ保護のエネルギーのオーラが形成されるのを感じましょう。

- 何回か呼吸しながら、息を吸うたびにこのオーラが拡がり、あらゆるネガティヴなものからの完全な保護がもたらされるのを感じましょう。

- まずは、他者のネガティヴさからの保護に気づきましょう。多くの人々が自分の望みや欲求だけを追い求めており、そのせいで無意識に行動を起こしているのかもしれないことを理解しましょう。

- 吸う息とともに保護のエネルギーのオーラが拡がり、吐く息とともに他者が発するネガティヴさがことごとく自然とそらされていくのを感じましょう。

- 何回か呼吸しながら、保護のオーラによって他者のネガティヴさが中和されていくのを感じて下さい。

- ネガティヴなエネルギーは、良かれと思いつつ、こちらの見方や生き方を自分の思いこみに従わせようとする人々から発せられる場合もあります。

- 吸う息とともに保護のエネルギーのオーラが拡がり、吐く息とともに、真の幸福の妨げとなる他者の意図が自然とそらされていくのを感じましょう。

- 何回か呼吸しながら、こちらをコントロールしようとする他者のエネルギーが、保護のオーラによって中和されるのを感じましょう。

- ネガティヴなエネルギーは、カルマに満ちた歴史を持つ場所や都市から放たれることもあります。

- こうした場所に入ると、エネルギーが弱まったり渇いたりするのを感じ、ネガティヴなエネルギーを吸収してしまうかもしれません。

- 吸う息とともに保護のエネルギーのオーラが拡がり、吐く息とともにこうした環境のネガティヴさが自然とそらされていくのを感じましょう。

- 何回か呼吸しながら、環境に存在するネガティヴさが、保護のエネルギーのオーラによって中和されるのを感じましょう。

- 今度は、好きなだけ時間をかけて、保護のエネルギーのオーラによって、あらゆる形態のネガティヴさが自然と中和されるのを感じましょう。完全な安心感を抱いて人生の旅路を歩めるようになります。

- 私という存在の全ての層において保護されながら、次の言葉を声に出して、または心の中で3回唱えて下さい。
  保護のエネルギーのオーラに包まれ、あらゆるネガティヴさが完全に中和されます。

- ゆっくりとムドラを解き、何回か呼吸して完全な安心を感じましょう。

- 瞑想を終えたら、静かに目を開けてください。保護のエネルギーのオーラに包まれ、安心と安全性を感じられることでしょう。

68 グプタ・ムドラ

自分を縛る思いこみから身を護るための
内なる秘密のムドラ

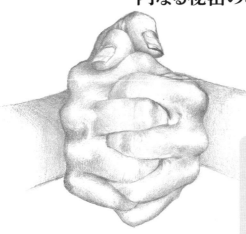

1. 右手の親指が一番上になるように、両手の指をゆるく内向きに組み合わせる。
2. 両手の手のひらの下部をそっと合わせる。
3. 両手首を腹部に当てる。
4. 肩の力を抜いて後方に押し下げ、両肘をやや体から離し、背筋を自然に伸ばす。

主な効能
- 内なる真の自己の安心感を阻む、自分を縛る思いこみを吟味し、排除する。
- 消化器系と排泄器系の健康を支える。
- ストレスを軽減し、免疫系の機能を支える。
- 肩、首、顔、頭をリラックスさせ、首のこりや顎関節症の治療を助ける。
- 中心軸を定め、安心感を強化する。

核となる特性
自分を縛る思いこみから保護する

注意・禁忌
なし

内なる安全な聖域に入る

- グプタ・ムドラを結んで自然な呼吸を何回か行い、このムドラで呼び起こされる全ての感情と感覚に従います。

- 呼吸が穏やかにお腹に向かい、暖かさと安らかさが高まって、内なる安全な聖域に入る心地がするのを感じましょう。

- 何回か呼吸しながら、聖域の内に安らぎましょう。生まれつき完全で全体性を備えている、内なる存在とのつながりが深まります。それによって、自然と保護と安全性の感覚が高まります。

- 内なる聖域により深く安らぐためには、周囲の世界とのあいだで、あるいは自分自身の内部で不調和の原因となっている、自分を縛る思いこみを取り除くことが大切です。

- まずは、成功と達成に関係した思いこみを念入りに知るところから始めましょう。願いを叶えるために努力することは正常で健全なことですが、叶えること自体が手段ではなく目的になってしまうと、内なる安らかさが侵され、内なる聖域に安らぐのが難しくなってしまいます。

- 何回か呼吸しながら、真の自己の全体性を感じ、すでに本来完全である真の自己には、外界にある何物を加える必要も、何物を差し引く必要もないことを理解しましょう。

- 次に、この世界は、あるいは他者はこうであるべきだという、自分を縛る思いこみを念入りに考えてみましょう。期待することは正常で健全ですが、その期待が硬直した、要求の多いものになってしまうと、対立や不調和が生まれ、内なる聖域の安らかさを体験できなくなります。

- 変化は常に自分の内側から起こるのだということを、時間をかけて明確に理解しましょう。

- 最後に、個性について念入りに考えてみましょう。個性は人として重要な一面ではありますが、「私」があらゆるものに優先してしまうと、他者とのあいだに垣根ができ、孤立と不調和が深まります。そうなっては、内なる聖域に安らぐことも難しくなります。

- 何回か呼吸しながら、ありとあらゆる物との単一性が自己の本質であることを感じましょう。協力と調和の中で生活や仕事をすることが可能となり、自然と保護の感覚や安心感も高まります。

- 自分を縛る思いこみが取り除かれたら、何回か呼吸しながら、真の自己と一致した自分を感じましょう。完全な安心感とともに、内なる保護の聖域に安らげることでしょう。

- 完全に内なる安らぎを感じながら、次の言葉を声に出して、または心の中で3回唱えて下さい。
  内なる聖域に安らぐことで、完全なる保護と安心感を体感します。

- ゆっくりとムドラを解き、何回か呼吸して、真の自己の安全性に安らぎましょう。

- 瞑想を終えたら、静かに目を開けてください。内なる聖域の完全なる保護を感じられることでしょう。

69 ガネーシャ・ムドラ

新たな始まりに向けた保護のための
象の神のムドラ

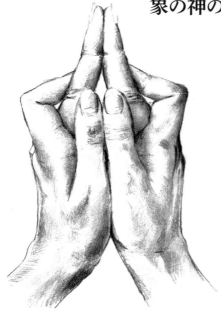

主な効能
- 万物の保護のエネルギー、特に新たな計画に向けた保護を呼び覚ます。
- 健全な消化と排泄を促進する。
- 休息と活動のバランスを調え、予定や計画を企図し準備し実現するのを助ける。

核となる特性
新たな始まりに向けて保護する

注意・禁忌
手に痛みを感じる場合は、代わりにスーリヤ・ムドラを実践してもよい。

1. 右手の親指が一番上になるように、両手の指を組み合わせる。
2. 中指を前方に伸ばし、人差し指を中指にからませる。
3. 両手の親指の側面を合わせ、親指を中指に当てる。
4. 両手首をみぞおちに当てる。
5. 肩の力を抜いて後方に押し下げ、両肘をやや体から離し、背筋を自然に伸ばす。

新たな始まりに向けた保護を得る

- ガネーシャ・ムドラを結んで自然な呼吸を何回か行い、このムドラで呼び起こされる全ての感情と感覚に従います。

- 呼吸が自然と上半身の基盤となる部分、お腹、みぞおちに向かい、確かな拠り所が強まると同時に、エネルギーと活力がもたらされるのを感じましょう。

- 確かな拠り所と活力の組み合わせによって、人生の目的を容易に見通し、明らかにできるようになります。

- 人生の新たな計画や新たなステージを始める時には、そのつどガネーシャの保護を呼び覚ますといいでしょう。ガネーシャが、旅路の障害物を全て取り除いてくれます。

- ガネーシャの保護のエネルギーを目覚めさせるには、これからやろうとしている、あるいは現在取り組んでいる計画を心に思い描いて下さい。

- ガネーシャの持つ様々な側面は、それぞれ計画の立案や実現において助けとなる、重要な特性を象徴しています。

- まずは、ガネーシャの大きな耳に意識を集中させましょう。何回か呼吸しながら、注意深く聴くという特性を統合します。他者からの忠告を受けとると同時に、内なる真の自己の導きにも同調できるようになります。

- 今度は、ガネーシャの大きな胴回りに注意を向けましょう。時間をかけて、障害物を容易に克服するガネーシャの力を吸収して下さい。安定した足取りで旅路を歩めるようになります。

- 次に、ガネーシャの広い額に意識を集中させましょう。何回か呼吸しながら洞察力を高め、道を歩みつづけるべきか、他の選択肢を考慮すべきかを決められるようになりましょう。

- 洞察力が高まったら、心身を開いて、ガネーシャの胴体の力を受けとりましょう。自分自身の価値観や高潔さを保ちつつ、他者と簡単に協力しあえるようになります。

- 次は、ガネーシャの1本だけの牙を思い描きましょう。集中力と、今この瞬間を大切にする心を象徴する1本だけの牙を思い描くことで、計画の実行に至るまで、気をそらさずに一点に集中することができます。

- 今度は、ガネーシャの足に気づきを向けましょう。片足でしっかりと大地を踏みしめ、もう片方の足で蓮華座を組むその姿は、確かな拠り所を得つつも、自分の方向性に反しない生き方をするさまを思い起こさせてくれます。

- 計画が進むにつれ、ストレスも増大するかもしれません。ガネーシャの大きなお腹は、人生における様々な経験を完全に消化する方法を教えてくれます。それによって教訓を身につけると同時に、不必要なものを除去して、大切なエネルギーを守り続けることができるようになります。

- 最後に、ガネーシャの全体像を思い描きましょう。ガネーシャの姿を完全に具現化することで、その特性を全て統合し、旅路における完全な保護を体感できるようになります。

- ゾウの神に保護されながら、次の言葉を声に出して、または心の中で3回唱えて下さい。**ガネーシャの本質的な特性を具現化することで、完全なる保護を受けて旅路を歩めます。**

- ゆっくりとムドラを解き、何回か呼吸して、ガネーシャの完全なる保護に安らぎましょう。

- 瞑想を終えたら、静かに目を開けてください。新たな計画や試みを始める際に、完全に支えられている感覚を得られることでしょう。

70

ドヴィムカム・ムドラ

深いリラクゼーションをもたらすための
2つの顔のムドラ

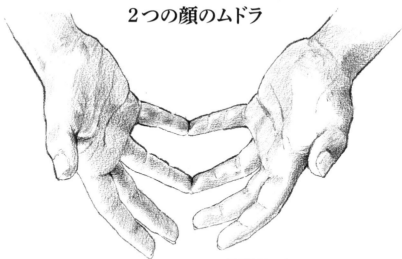

1. へその下で、手のひらを上に向けて両手を保つ。
2. 左右の薬指と小指の先を合わせる。
3. 前腕を腹部に当てて両手をへその下で保つか、腿の付け根に置く。
4. 肩の力を抜いて後方に押し下げ、背筋を自然に伸ばす。

主な効能
- 深いリラクゼーションをもたらす。
- 生殖器系、泌尿器系、排泄器系の健康を支える。
- ストレスを軽減し、血圧を下げる。
- 不安障害の治療に効く。
- 不眠症の治療に効く。

核となる特性
深いリラクゼーションをもたらす

注意・禁忌
深いリラックス効果によって、血圧が下がることがある。低血圧の人はよく注意しながら行うこと。

静けさの波に浸される

- ドヴィムカム・ムドラを結んで自然な呼吸を何回か行い、このムドラで呼び起こされる全ての感情と感覚に従います。

- 穏やかに骨盤とお腹の下に向かった呼吸が、次第にゆっくりと穏やかになることで、完全にリラックスするのを感じましょう。

- さらに深くリラックスするには、波が優しく打ち寄せるだけの静かな海辺に横たわる、自分の姿を思い描いてみましょう。リズミカルな呼吸の中に、心落ちつく波の音が聞こえてきます。

- やがて、海から打ち寄せるリラクゼーションと心やすらぐ穏やかな波が、体の各部分をそっと浸していきます。はじめに、足が波に浸されます。

- 吸う息とともに、リラクゼーションとやさしく穏やかな波が足全体を浸すのを感じましょう。吐く息とともに、足のこりが自然とほぐれていきます。

- 何回か呼吸しながら、穏やかで静かな海が足を包む心地よさを体感しましょう。

- 吸う息とともに、リラクゼーションの穏やかな波が骨盤、お腹、腰、背中の中心を浸します。吐く息とともに全てのこりがほぐれ、足の裏へと抜けていきます。

- 何回か呼吸しながら、全身を包みこむほど高まったリラクゼーションと心地よさに安らぎましょう。

- リラクゼーションと心地よさの波が、吸う息とともにそっと上昇し、胸と背中の上を浸します。吐く息とともに、除去の波がこりを全て取り除き、体外へと逃してくれます。

- 何回か呼吸しながら、穏やかで静かな海が、胸から足の裏までを浸すのを感じましょう。

- 吸う息とともに、柔らかい波動が指から手へ、さらに肩へと流れこんでいきます。吐く息とともに、腕全体のこりが全てほぐれるのを感じましょう。

- 何回か呼吸しながら、肩から足までの体が完全な静けさに浸されるのを感じましょう。

- 穏やかで静かな海の心地よさに安らぎながら、首と頭と五感が自然とリラックスするのを感じましょう。額、目、顎、口が完全に落ちつき、穏やかになります。

- 全身がリラックスして楽になったら、今度は好きなだけ時間をかけて、穏やかで温かい静けさの海の中に、心が完全に安らぐのに任せて下さい。

- 全身のリラクゼーションを自覚しながら、次の言葉を声に出して、または心の中で3回唱えて下さい。

  心地よく、安らかで穏やかな波に浸され、私という存在全体が完全にリラックスします。

- ゆっくりとムドラを解き、何回か呼吸して、静けさの海に安らぎましょう。

- 瞑想を終えたら、目を開けてください。あらゆる活動の静かなる穏やかさが増していることでしょう。

71

クールマ・ムドラ

五感を回復させるための
亀のムドラ

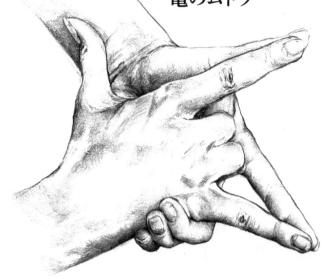

1. 右手の中指と薬指を、手のひらのほうに丸める。

2. 手のひらを下にした右手を、手のひらを上にした左手に重ねる。

3. 伸ばした右手の親指を、左手首の中央に置く。

4. 右手の人差指の腹を、左手の親指の腹に当てる。

5. 右手の小指の腹を、左手の人差し指の腹に当てる。

6. 左手の中指と薬指と小指で、右手の端を包みこむ。

7. 両手首をへその下に当てるか腿の付け根に置き、肩の力を抜いて、背筋を自然に伸ばす。

主な効能
- 五感を内側に向け、五感への負荷を減らす。
- ストレスを軽減し、血圧を下げる。

核となる特性
五感への負荷を減らす

注意・禁忌
手に痛みを感じる場合は、代わりにイーシュヴァラ・ムドラを実践してもよい。

- クールマ・ムドラを結んで自然な呼吸を何回か行い、このムドラで呼び起こされる全ての感情と感覚に従います。

- 骨盤と上半身の中心に向かった穏やかな呼吸がなめらかになり、深まることで、完全にリラックスするのを感じましょう。

- リラックス状態が深まるにつれ、五感のそれぞれが自然と内側へ向くよう促され、回復と癒やしの内なる聖域に入っていきます。

- まずは、鼻を深くリラックスさせましょう。何回か呼吸しながら、嗅覚が完全に回復するのに任せます。

- 次は、喉、舌、口、顎を柔らかくし、味覚を回復と癒やしの聖域に入らせましょう。何回か呼吸しながら、内なる存在からの栄養素を心ゆくまで味わいましょう。

- 今度は視覚が内向きになります。何回か呼吸しながら、両目が無限の癒やしに浸されるに任せ、視覚を完全に回復させましょう。

- 次は触覚が聖域に入っていきます。何回か呼吸しながら、栄養素が内なる存在を抱きしめ、癒やしのエネルギーで包みこむのを感じましょう。

- 最後に、聴覚が内側に向くよう促しましょう。何回か呼吸しながら、耳を柔らかくし、心の内にある聖域の静けさに完全に安らぎましょう。

- 五感が内なる聖域で深く安らぐと、考えるスピードが遅くなり、軽やかで穏やかな状態で物事を考えられるようになります。それによって、存在の全ての層が回復し、完全に癒やされます。

- 内なる癒やしを意識しながら、次の言葉を声に出して、または心の中で3回唱えて下さい。

  内なる聖域に安らぎ、完全な回復と癒やしを体感します。

- ゆっくりとムドラを解き、何回か呼吸して、五感が完全に安らぐのに任せましょう。

- 瞑想を終えたら、静かに目を開けてください。内なる癒やしの聖域に入ったおかげで、完全に回復できていることでしょう。

72

プラニダーナ・ムドラ

執着心をなくすための
断念のムドラ

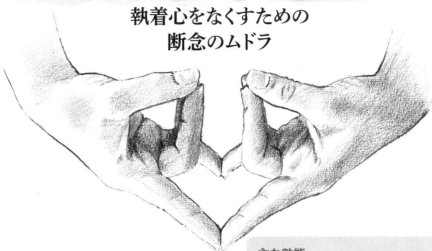

1. 親指の先を中指と薬指の先に当てる。

2. 人差し指と小指はまっすぐ伸ばす。

3. 左右の人差し指と小指の先を、それ
   ぞれ合わせる。

4. 両手をへその下で保つか、両手首を
   腿の上に置く。

5. 肩の力を抜いて後方に押し下げ、両
   肘をやや体から離し、背筋を自然に
   伸ばす。

主な効能

● 執着心をなくす。
● 体の緊張をほぐす。
● 排泄器系、泌尿器系、生殖器系の
  健康を支える。
● ストレスを軽減し、血圧を下げる。

核となる特性
執着心をなくす

注意・禁忌
深いリラックス効果によって、血圧が
下がることがある。低血圧の人はよく
注意しながら行うこと。

執着心のなくし方を学ぶ

● プラニダーナ・ムドラを結んで自然な呼吸を何回か行い、このムドラで呼び起こさ
  れる全ての感情と感覚に従います。

● 吐く息が自然と長くなり、上半身の中心に向かうのを感じましょう。執着心が薄れ、
  より深くリラックスできるようになります。

● 何回か呼吸しながら、高まる解放感に従ってみましょう。もはや本当に必要なもの
  以外は簡単に手放せるようになります。

- 執着心をさらになくすために、まずは身体の緊張を感じます。頭から足に至る全身の筋肉にさらに力を込めましょう。

- 今度は、足から順番に、各部分の筋肉を少しずつ緩めていきます。全身でリラクゼーションと心地よさが深まるのを体感しましょう。

- リラクゼーションと快感が深まることで、呼吸が自然とスムーズになり、自由に流れだすのを時間をかけて感じましょう。

- 体と呼吸が楽になったら、全ての活動においても、リラクゼーションと解放感が高まる様子を思い描いていきます。

- まずは、絶えず行動して目的を達成しなければならないという考えを、特別に作ったリラックスタイムのあいだだけでも、手放す自分の姿を思い描いてみましょう。

- これによって生まれたスペースに身を置き、何回か呼吸しながら、自分がシンプルな事柄のすばらしさに気づき、一瞬一瞬を十分に楽しく生きるチャンスとして喜んでとらえられていることに気づきましょう。

- 楽に生きられるようになると、自分自身を厳しく批判する必要性を自然と感じなくなり、自己批判が薄れます。それによって、存在の全ての層がより調和して共存できるようになります。

- 簡単に自己を受け入れられるようになると、他者を支配したり、厳しく非難したりする必要性も感じなくなります。それぞれが各自の人生を歩むのを邪魔しないようになると同時に、自らの変化と学びの過程に意識を集中できるようになります。

- 自己と他者をともに受け入れることで、おのずと自らの内なる存在とより深く同調するようになります。それによって人生への余計な抵抗を手放し、生まれながらに持つ知恵が人生を導くのに任せるようになります。

- 内なる流れに導かれ、変わりゆく人生のサイクルや季節に影響されず、どんな時でも落ちつきを保てるようになることで、大いなる調和を持って生きてゆけるようになります。

- 執着心をなくす能力を意識しながら、次の言葉を声に出して、または心の中で3回唱えて下さい。
  執着心を手放す方法を学ぶにつれ、自然と楽に、調和をもって生きられるようになります。

- ゆっくりとムドラを解き、何回か呼吸して、執着心を完全に手放すことで得られる軽やかさと心地よさを感じましょう。

- 瞑想を終えたら、静かに目を開けてください。自分自身の心と体全ての層で解放感が増していることでしょう。

73

ウシャス・ムドラ

新たな可能性に心を開くための
夜明けのムドラ

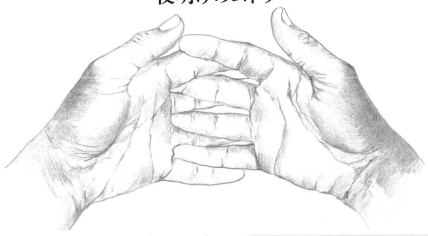

1. 両手の指をゆるく組み合わせ、手の
   ひらを上に向けて両手を腿の付け根
   に置く。
2. 両手の親指の先を軽く合わせても
   よい。
3. 肩の力を抜いて後方に押し下げ、両
   肘をやや体から離し、背筋を自然に
   伸ばす。

主な効能
- ポジティヴな態度を高め、全ての可能性を明示できるようにする。
- 好奇心と神秘の心を抱いて、現在という時間を生きるのを助ける。

核となる特性
新たな可能性に心を開く

注意・禁忌
なし

新たな一日の夜明けを迎える

- ウシャス・ムドラを結んで自然な呼吸を何回か行い、このムドラで呼び起こされる全ての感情と感覚に従います。
- 呼吸が、上半身の中心から胸の上の方までの胴体全体をスムーズに流れるのを感じましょう。
- 息を吸うたびに熱意と高揚感のエネルギーが高まり、息を吐くたびに静けさがもたらされることで、完全にリラックスできるのを感じましょう。

- 熱意と穏やかさのバランスが調うことで、毎日を、自分のあらゆる才能と可能性を開花させる唯一無二のチャンスとして受け入れられるようになります。

- このオープンな物の見方を高めるために、夜明け前、生まれて初めて人生と向き合うかのように、これから始まる新たな一日を新鮮な気持ちで迎え入れようとしている自分の姿を思い描いてみましょう。

- 最初の光が射しました。何回か呼吸しながら、空が淡いオレンジ色と金色に染まっていく様子を思い描きましょう。この空がキャンバスとなり、あらゆる可能性が自然と花開いていきます。

- オレンジ色と金色の背後には、澄みきった青い空が広がっています。青空はオープンな心と物事を受け入れる力を反映しており、人生のキャンバスに思いのままに色を塗っていくよう促しています。

- ゆっくりと朝日が昇るにつれ、柔らかな光が徐々に体の各部分を照らしていきます。明けていく新たな一日のすばらしさを、思う存分感じとりましょう。

- 何回か呼吸しながら、朝日がほんのりと顔を照らすのを感じましょう。いつもとは違った見方からフレッシュな気持ちで人生を眺められるようになります。

- 次は、喉と首が朝日に温められることで清らかさが高まるのを、時間をかけて感じましょう。ポジティヴで嘘のないコミュニケーションがとれるようになります。

- 清々しさが浸透したら、今度は肩と胸が朝日に染まるのを感じましょう。何回か呼吸しながら、心臓が高揚するエネルギーに満たされ、肺が活力に満たされるのに任せましょう。

- 次は、光を増した太陽が腕と手を照らします。感受性が高まり、与えることと受けとることの自然なバランスが調った状態で、他の人と触れ合えるようになります。

- さらに太陽が昇り、みぞおちが穏やかに暖められます。生まれながらに持つ自尊心が目覚め、これからの人生で出合う困難を乗り越えられるようになります。

- 力強い太陽の光が骨盤と足を照らしだします。何回か呼吸しながら、踏みしめる大地の支えを感じましょう。自信に満ちて人生を歩めるようになります。

- 完全に昇りきった太陽が、早朝のもやを一掃させます。開放性と清らかさが高まったことの反映です。新たな一日という奇跡を心から尊重できるようになります。

- 開放性と清らかさを抱きながら、次の言葉を声に出して、または心の中で3回唱えて下さい。

  新たな一日を、無限の可能性の場として、オープンな心で熱意をもって受け入れます。

- ゆっくりとムドラを解き、何回か呼吸して、自らの無限の可能性を感じましょう。

- 瞑想を終えたら、静かに目を開けてください。新たな一日をすばらしい神秘として歓迎できることでしょう。

74

カポタ・ムドラ

アヒンサー(非暴力)のための
鳩のムドラ

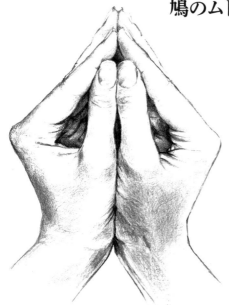

主な効能
- 自分自身の全ての層において、非暴力と内なる平安を高める。
- 免疫系の健康を支える。
- セルフケアと自己治癒力を高める。
- 内省と内なる声を聞く力をもたらす。

核となる特性
暴力を犯さない

注意・禁忌
なし

1. 両手を体からやや離し、心臓の前で合掌する。
2. 指先と手のひらの下部は合わせたまま、指の付け根の関節を左右に開き、手のひら同士を鳩の胸のように広げる。
3. 肩の力を抜いて後方に押し下げ、両肘をやや体から離し、背筋を自然に伸ばす。

平和を誓う

- カポタ・ムドラを結んで自然な呼吸を何回か行い、このムドラで呼び起こされる全ての感情と感覚に従います。
- 呼吸が穏やかに心臓のチャクラに向かい、深く安らげる内なる平安がもたらされるのを感じましょう。
- 何回か呼吸しながら、心臓の内に安らぎます。そこに、私自身の全ての層における非暴力の象徴として、翼を広げた白い鳩がいる光景を思い描きましょう。
- まずは体レベルでの穏やかさを呼び覚ましましょう。体からのメッセージに繊細に耳を傾けようとすることで、自然と自らをケアする能力や自己治癒力が高まっていきます。

- 心臓の内にいる白い鳩をイメージし、食物鞘に対して平和の誓いを行いましょう。心の中で、次のように唱えて下さい。「オーム・シャーンティ・シャーンティ・シャーンティ」

- 平和の誓いを広げ、思考と感情を包み込みましょう。自分を辛く責めることなく、ありのままの思考と感情を受け入れようと思えるようになります。

- 心から受け入れようとすることで、つらい思考や感情も徐々に柔らかくなって手放せるようになり、自己受容と内なる安らぎが高まった状態で生きられるようになります。

- 心臓の内に白い鳩を意識し、平和の誓いを広げて意思鞘を包み込みます。心の中で次のように唱えて下さい。「オーム・シャーンティ・シャーンティ・シャーンティ」

- 心身に平和が浸透したら、アヒンサー（非暴力）の誓いを広げ、家族や友人や共同体をその中に包みこみましょう。愛情に満ちた親切や、寛容さを実践しようという気になれます。

- 協力と調和に満ちた集いに参加している、自分の姿を思い描いてみて下さい。統合という本質によってだれもが平和に生きられることを確かめあい、互いに手を握りましょう。

- 心臓の内に白い鳩を意識し、人生の旅路を共有するもの全員に平和の誓いを広げて、心の中で次のように唱えて下さい。「オーム・シャーンティ・シャーンティ・シャーンティ」

- 今度は、平和の誓いを人類全体に広げていきます。調和の精神で、あらゆる文化、地域、宗教を全て受け入れてみましょう。

- 何回か呼吸しながら、拡がりつづける平和の輪の中にいる自分の姿を思い描いてみましょう。人類全体が平和の輪に包みこまれ、統合という本質を悟って互いに手を取り合います。

- 心臓の内に白い鳩を意識し、平和の誓いを人類全体に広げて、心の中で次のように唱えて下さい。「オーム・シャーンティ・シャーンティ・シャーンティ」

- 平和の誓いが自分自身と人類全体にしっかりと確立されたら、アヒンサーの誓いをさらに広げ、自然界全体と生きとし生けるもの全てを包みこんで下さい。

- 生命の網全体が、切れ目なくつながった統合体であることに気づきましょう。意識的に行動し、自然環境を自らと同一のものとして敬い、気にかけられるようになります。

- 心臓の内に白い鳩を意識し、平和の誓いを全て包みこむまで心を広げて、次のように唱えて下さい。「オーム・シャーンティ・シャーンティ・シャーンティ」

- 何回か呼吸しながら、全てを包み込む単一性と統合の反映である、真の自分自身の平安に安らぎましょう。

- 平和の光を意識しながら、次の言葉を声に出して、または心の中で3回唱えて下さい。**完全な平和の誓いによって、存在の内も外も調和をもって生きていけます。**

- ゆっくりとムドラを解き、何回か呼吸して、完全な平和に安らぎましょう。

- 瞑想を終えたら、静かに目を開けてください。存在の全ての層において、アヒンサーの誓いを自覚できることでしょう。

75

サンプタ・ムドラ

サティヤ（正直）のための
宝箱のムドラ

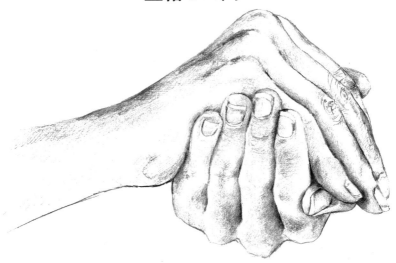

1. 左手をやや丸め、手のひらを上に向けて、へその位置に保つ。
2. やや丸めた右手を、右手の指の腹が左手の親指の外側に触れるように重ね、両手のあいだに空洞を作る。
3. 肩の力を抜いて後方に押し下げ、前腕を腹部側面に当て、背筋を自然に伸ばす。

主な効能
- 内なる真実の声とつながり、明瞭で誠実なコミュニケーションを可能にする。
- 喉と声帯の健康を支える。
- 甲状腺の健康を支え、代謝のバランスを調える。
- 人生の旅路における導きを受けとる。

核となる特性
正直さを高める

注意・禁忌
なし

内なる真実に同調する

- サンプタ・ムドラを結んで自然な呼吸を何回か行い、このムドラで呼び起こされる全ての感情と感覚に従います。

- 呼吸が穏やかに喉のチャクラに向かい、喉まわりの呼吸が自由になるのを感じましょう。

- 呼吸が自由になったら、時間をかけて、ナーディ（気道）を流れる呼吸の小さな音を意識しましょう。

- 吸う息が自然と喉で「SO（ソー）」の音を立て、吐く息が「HAM（ハム）」と響くのに気づきましょう。

- 何回か呼吸しながら、喉のチャクラの中で鳴り響く聖なる音「SO HAM（ソーハム）」に耳を傾けましょう。

- 「SO HAM（ソーハム）」を意識しながら、その音に「I AM（私）」という深い意味が隠されていることに思いを馳せましょう。この聖音は、限定された性格を超越した、真の自分を表しているのです。

- 真の自分と一致するにつれ、明快に語りかける内なる真実の声が自然と聞こえるようになります。その声は、変化と覚醒の旅路の導きとなってくれるでしょう。

- 真の自分の声により深く同調するには、時間をかけて、現在直面している困難に思いをめぐらせてみて下さい。

- その事柄を、喉のチャクラに留まらせます。何回か呼吸しながら、いつもはそうした事柄を性格のレベルで対処していることに思い至りましょう。

- 今度は、喉のチャクラの中で聞こえる「ソーハム」の音に意識を集中しましょう。内なる声に深く耳を傾けられるだけのスペースが生まれ、体の内側から知恵が立ち現れてきます。

- 何回か呼吸しながら、真の自分の声が発するメッセージに注意深く耳を傾け、その声を明確に聴きとりましょう。問題の事柄が、はっきりと明快にとらえられるようになります。

- 受けとった知恵が、全ての活動と人生の旅路全体に統合される様子を思い描きましょう。

- 真の自分に従いながら、次の言葉を声に出して、または心の中で3回唱えて下さい。
内なる存在の声に同調し、明確で正直なコミュニケーションが行えるようになります。

- ゆっくりとムドラを解き、何回か呼吸して、誠実さという本質に安らぎましょう。

- 瞑想を終えたら、静かに目を開けてください。真の自分に一致できていることでしょう。

76 ハスタプラ・ムドラ

アスティヤ（不盗）のための
開いた手のムドラ

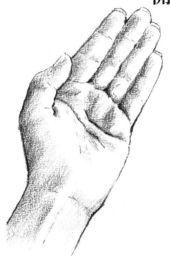
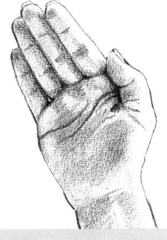

1. やや丸めた両手を、手のひらを上に向けて、みぞおちの前で保つ。
2. 前腕を地面と平行にする。
3. 両手の波動を吸気のたびにやや離し、呼気のたびに元に戻す。
4. 肩の力を抜いて後方に押し下げ、背筋を自然に伸ばす。

主な効能
- 全活動において与えることと受けとることのバランスを調える。
- 消化器系、心臓血管系、リンパ系の機能を改善する。
- 生命エネルギーへの感受性が高まる。

核となる特性
盗みを働かない

注意・禁忌
なし

与えることと受けとることのバランスを調える

- ハスタプラ・ムドラを結んで自然な呼吸を何回か行い、このムドラで呼び起こされる全ての感情と感覚に従います。

- 呼吸が穏やかにみぞおちに向かい、個人の力とエネルギーを司るチャクラにより深く同調できるのを感じましょう。

- 息を吸うたびに、みぞおちからほんのりしたぬくもりが外側に放射され、息を吐くたびに、みぞおち周辺が内向きに収縮して安らぐのを感じましょう。

- 何回か呼吸しながら、吸う息と吐く息が均等に長くなり、私という存在全ての層において与えることと受けとることのバランスが調うのを感じましょう。

- まずは、金銭的な取引における、与えることと受けとることのバランスについて考えましょう。自分が与える金銭と、受けとる品物のあいだに、自然なフェアトレードや誠実さが存在しているかどうか、自分に問いかけてみて下さい。

- 吸う息とともに、人生の旅路を支えてくれるもの全てを受けとる自分の姿を想像し、吐く息とともに、フェアで寛容な自然な相互関係が生まれるのを感じましょう。

- 次に、何回か呼吸しながら、人間関係におけるバランスについて考えます。大切な時間や情緒的エネルギーを費やすに値するかどうか、与えることと受けとることの自然で対等な関係が成り立っているかどうか、自分に問いかけてみましょう。

- 吸う息とともに、豊かな愛と支えを受けとる様子を想像し、吐く息とともに愛と友情を心から分かち合う能力を自覚しましょう。

- 今度は何回か呼吸しながら、共同体における与えることと受けとることのバランスについて考えましょう。自分の幸福に関連するあらゆる共同体において、自然な公平さがどの程度あるかを感じてみましょう。

- 吸う息とともに、共同体から受ける支援に心を開き、吐く息とともに、支えを必要としている人々にオープンな心で支援の手を差し伸べる意図を自覚しましょう。

- 今度は、生命の網全体に、与えることと受けとることのバランスを感じましょう。自然環境との交流で受けとるもの全てにどの程度感謝しているかについて、考えてみましょう。

- 吸う息とともに自然の豊かな恵みと美しさに気づき、吐く息とともに、自然界にもともと宿る調和を意識的に支えることで、自然界からの贈り物にお返しをする自分の姿を思い描きましょう。

- 今度は、時間をかけて呼吸の均等な流れを感じ、あらゆる交流や活動における、与えることと受けとることの自然なバランスを感じましょう。

- 誠実さを意識しながら、次の言葉を声に出して、または心の中で3回唱えて下さい。**与えることと受けとることのバランスが調い、完全な誠実さをもって生きていきます。**

- ゆっくりとムドラを解き、何回か呼吸して、自然な公平さを自覚しましょう。

- 瞑想を終えたら、静かに目を開けてください。与えることと受けとることのバランスを調える能力を自覚できていることでしょう。

77 クベラ・ムドラ

ブラフマチャリヤ（禁欲）のための
富の王のムドラ

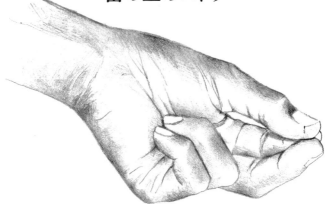

1. 親指を外に出してこぶしを握り、他の4本の指の爪を手のひらのしわにたくしこむ。
2. 人差し指と中指を伸ばす。
3. 人差し指と中指の先を、親指の先と合わせる。
4. 両手の甲を腿か膝の上に置くか、前腕を地面と平行にしてみぞおちの高さで保つ。
5. 肩の力を抜いて後方に押し下げ、背筋を自然に伸ばす。

主な効能
- 存在の全ての層においてエネルギーの保持を促す。
- 身体レベルでの消化を促進する。
- 背中中部、腎臓、副腎の血行を改善する。
- 恨みや不安を抱かずに、人生経験をたやすく消化できるようになる。

核となる特性
エネルギーを保持する

注意・禁忌
なし

生命エネルギーを貯える

- クベラ・ムドラを結んで自然な呼吸を何回か行い、このムドラで呼び起こされる全ての感情と感覚に従います。
- 呼吸が穏やかにみぞおちに向かい、生命エネルギーのチャクラと深く同調できるようになるのを感じましょう。

- 吸う息とともに生命エネルギーがみぞおち周辺に集中し、吐く息とともに生命力が自然と外側に放射されるのを感じましょう。

- 活力のチャクラへの感受性が高まったら、時間をかけて、私という存在の全ての層で生命エネルギーを保持することの重要性について考えましょう。

- まずは、日常の活動で消費するエネルギーについて考えます。起きてから寝るまでのあいだに、休息と活動の健全なバランスが保たれているかどうか、自分に問いかけてみましょう。

- 吸う息とともにみぞおちにつながり、吐く息とともにバランスの調ったエネルギーが外側に放射されるに任せましょう。日常の全ての活動に活力が与えられます。

- 次に、仕事に関連したエネルギーの消費について考えましょう。成功と達成感を求めるあまり、活力が枯渇するほどのストレスが生じていないか、自分に問いかけてみましょう。

- 吐く息とともに活力の源泉に同調し、吸う息とともに、全身に放射される自尊心を感じとります。自分の才能や可能性が全て開花すると同時に、生命エネルギーを保持することができます。

- 今度は、思考と感情に気づきを向けましょう。時間をかけて、批判、疑い、恨み、心配などによって、どれほどのエネルギーが消費されているかを思い返してみましょう。

- 吐く息とともにみぞおちに同調しましょう。吸う息とともに清らかな光が全身に放射され、エネルギーの無駄遣いにしかならない、自分を縛る思考や感情や思いこみが見えてきます。

- 次は、人間関係について考えてみましょう。それぞれの人間関係が苦しむことなく、心安らかで活力のもとになっているか、それとも対立、罪悪感、嫉妬によって貴重なエネルギーを消費するもとになっていないか、よく考えてみましょう。

- 吐く息とともに存在の中心に同調し、吸う息とともに、癒しと活力のもととなる健全な人間関係を築くことが、エネルギーの保全につながることを自覚しましょう。

- 貴重な生命エネルギーを存在の全ての層において保持できるようになったら、何回か呼吸しながら、より深い人生の意味を悟るために、高まった活力を用いている自分の姿を思い描いてみましょう。

- エネルギーの維持を意識しながら、次の言葉を声に出して、または心の中で3回唱えて下さい。

  貴重なエネルギーを維持することで、自然と人生の深い意味に気づきを得ます。

- ゆっくりとムドラを解き、何回か呼吸して、エネルギーのバランスが調ったことを感じましょう。

- 瞑想を終えたら、静かに目を開けてください。意識的にエネルギーの維持をしようという決意が高まっていることでしょう。

78 プシュパーンジャリ・ムドラ

アパリグラハ（不貪）のための
献花のムドラ

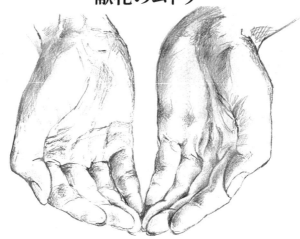

1. 手のひらを上に向けて両手を軽く丸め、へその前に保つ。
2. 両手の薬指と小指の外側の側面を対応する指の側面と合わせ、隙間の空いた鉢の形にする。
3. 左右の手首は心地よい範囲で離す。
4. 捧げ物をするように、両手をやや前方に伸ばして体から離す。
5. 肩の力を抜いて後方に押し下げ、背筋を自然に伸ばす。

主な効能
- 自分自身の全ての層において、執着心をなくす。
- ストレスを軽減し、血圧を下げる。
- 消化と吸収のバランスを調える。
- 理解と流動性をもたらす。
- 気前のよさを高める。

核となる特性
執着心をなくす

注意・禁忌
なし

人生を軽やかにとらえる

- プシュパーンジャリ・ムドラを結んで自然な呼吸を何回か行い、このムドラで呼び起こされる全ての感情と感覚に従います。

- 穏やかに骨盤とお腹に向かった呼吸がゆっくりと穏やかになり、充足感と安らかさがもたらされるのを感じましょう。

- 充足感と心地よさが高まると、人生を軽やかに愛情をもってとらえる能力が自然と深まり、旅路を支えてくれないものを全て手放せるようになります。

- 軽快さと心地よさを深めるには、澄みきった小川のほとりに座る自分の姿を思い描いてみましょう。両手には、人生の旅路で受けとるもの全てを象徴する、大きな花束が握られています。

- まずはこの花束を、物質的な所有物の象徴としてとらえてみましょう。何回か呼吸しながら、花束を軽やかに愛情をもって抱えます。旅路の乗り物として敬意は払いつつも、旅路の目的地とは考えません。

- 吐く息とともに、物質的な所有物への余計な執着心を小川の中へ解き放ちましょう。必要なものはもうたっぷりと与えられていることが、おのずとわかるようになります。

- 今度は手に持った花束を、友人や家族の象徴と考えてみましょう。友人や家族の愛は、軽やかにかつ繊細に受け止めなければならないことがわかります。そうすることで愛の花は自然と開花し、豊かな香りを心ゆくまで楽しむこともできるのです。

- 吐く息とともに、人間関係への余計な執着心を小川の中へ解き放ちましょう。人間関係の香りと美しさを完全に味わうためにも、相手が自由に呼吸できるだけの余裕をもたせましょう。

- 次は手に持った花束を、これまでの人生の旅路における全ての行動や生き方を含む、自分の履歴の象徴と考えてみましょう。

- 旅路においては、どのステージにもそこにしかないそれぞれの意味がありましたが、過去に囚われすぎていると、今この瞬間の無限の可能性を受けとれなくなる恐れがあります。

- 吐く息とともに、旅路を進む妨げとなる、自分の過去への余計な執着心を小川の中へ解き放ちましょう。

- 最後に、手に持った花束を、これまで受けとったもの全ての象徴と考えてみましょう。一時的に自分の保護下に置かれているにすぎない、自分の心身もこれに含まれます。

- 吐く息とともに、これまで受けとったもの全てへの余計な執着心を小川の中へ解き放ちましょう。今この瞬間を、軽やかに喜びをもって生きられるようになります。

- 人生を軽やかにとらえながら、次の言葉を声に出して、または心の中で3回唱えて下さい。

  人生の贈り物を軽やかにとらえることで、より自由に、楽に旅路を歩むことができます。

- ゆっくりとムドラを解き、何回か呼吸して、旅路の支えとならないものを全て手放せるようになったことを感じましょう。

- 瞑想を終えたら、静かに目を開けてください。人生の贈り物を軽やかに、愛情をもってとらえられていることでしょう。

ヴィシュッダ・ムドラ

シャウチャ（清浄）のための
浄化のムドラ

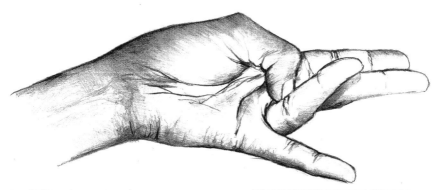

1. 親指の先を、薬指の側面の根元に押しつける。
2. 薬指をまっすぐ伸ばす。
3. 人差し指と中指と小指を、心地よい範囲で外側に伸ばす。
4. 両手の甲を腿か膝の上に置く。
5. 肩の力を抜いて後方に押し下げ、背筋を自然に伸ばす。

主な効能
- 自分自身の全ての層において、清浄さを高める。
- 首、喉、声帯のこりをほぐす。
- 甲状腺周辺の血行を改善する。
- 精神の清澄さをもたらす。
- 直感力を高める。

核となる特性
清浄になる

注意・禁忌
高血圧や甲状腺機能亢進症がある場合は、十分な注意が必要となる。代わりに、エネルギー活性化の効果が穏やかなシューンヤ・ムドラを実践してもよい。

存在の全ての層を浄化する

- ヴィシュッダ・ムドラを結んで自然な呼吸を何回か行い、このムドラで呼び起こされる全ての感情と感覚に従います。

- 呼吸が穏やかに喉と首に向かい、広々とした感覚がもたらされるのを感じましょう。

- 息を吸うたびに自然と広々とした感覚が増し、息を吐くたびに喉と首のこりが少しずつほぐれていきます。

- 空間に余裕が生まれ、こりがほぐれることで、存在の全ての層において、おのずと浄化が始まります。

- まずは、食物鞘における浄化の過程を感じましょう。意識的な食事がどの程度できているか、最適な健康と活力を保つのに必要なだけの適量を食べているかを、考えてみましょう。

- 何回か呼吸しながら、体を浄化し、完全に栄養を与えてくれる日々の食事を思い描いてみましょう。

- 次に、環境の浄化のレベルを考えてみましょう。変化と覚醒の旅路を支えるのに必要なだけの物を持ち、清潔でシンプルな環境に身を置くということが、どの程度できているでしょうか。

- 何回か呼吸しながら、エネルギーが自由に流れ、精神の旅路に自然とインスピレーションを与えてくれるような環境を作るためには、何が変えられるかを想像してみましょう。

- 今度は、時間とエネルギーの使い方の浄化レベルを考えてみましょう。精神的修業のためのすっきりとしたオープンな空間が、作れているでしょうか。また、他の活動で演じる役割から解き放たれた、ただ単にそこに「存在する」時間を、どの程度作れているでしょうか。

- 何回か呼吸しながら、真の自分自身の声に深く同調できるような、沈黙と平安に満ちた聖なる空間を作る自分の姿を思い描きましょう。

- あらゆる精神的な修業法、信条、教え、テクニックなどを超越したところで、真の自分自身はすでに存在しており、ただ明らかにされるのを待っているのです。

- 本質的な清浄さを意識しながら、次の言葉を声に出して、または心の中で3回唱えて下さい。

  シンプルさを高めることで、真の私自身の清浄さがおのずと明かされます。

- ゆっくりとムドラを解き、何回か呼吸して、私自身の清らかな本質に安らぎましょう。

- 瞑想を終えたら、静かに目を開けてください。真の自分自身の清らかさとより一致できていることでしょう。

80 チャトゥルムカム・ムドラ

サントーシャ（知足）のための
４つの顔のムドラ

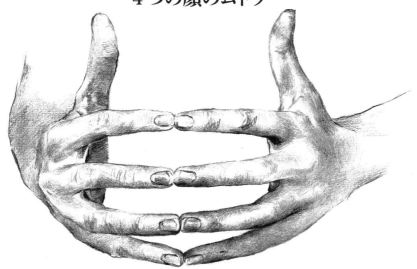

1. 人差し指から小指までを、反対の手の対応する指と合わせる。
2. 親指はまっすぐ上に伸ばす。
3. 指は球体を抱えるように隙間を空けて丸め、手首同士は無理なく離す。
4. 両手を体からやや離して保つか、両手首を腹部にそっと当てる。
5. 肩の力を抜いて後方に押し下げ、両肘をやや体から離し、背筋を自然に伸ばす。

主な効能
- 真の自己の本質的な充足感を覚醒させる。
- 消化を改善する。
- 楽観主義やポジティヴな態度をもたらす。
- うつ病の治療に効く。

核となる特性
満ち足りる

注意・禁忌
なし

充足感の波に浸される

- チャトゥルムカム・ムドラを結んで自然な呼吸を何回か行い、このムドラで呼び起こされる全ての感情と感覚に従います。

- 充足感の穏やかな波が全身を浸すかのように、呼吸が軽く体の前側を流れるのを感じましょう。

- 何回か呼吸しながら、充足感の波が身体を浸すのを感じましょう。頭の先から足の裏まで、全身のあらゆるこりが自然とほぐれていきます。

- 身体レベルでの心地よさが増すと、充足感の波が自然と思考や感情へと浸透していきます。

- 何回か呼吸しながら、あらゆるストレスや不安が徐々に解消されていくのを感じましょう。人生の旅路のどの瞬間にも、情緒的なバランスを保っていられるようになります。

- 心身が落ちついて静かで穏やかになると、充足感の波のおかげで、喜びに満ちた人生を妨げている、自分を縛る思いこみから自由になっていきます。

- 何回か呼吸しながら、充足感の波によって物の見方が清らかになり、シンプルで調和に満ちた生き方ができるようになるのを感じましょう。

- 心身や思考が充足感で満たされたら、何回か呼吸しながら、真の自己の落ちつきに安らぎましょう。真の自己はつねに静かで穏やかで落ちついており、人生という荒波の海でどのような嵐が起ころうとも、乱されることはありません。

- 落ちつきを意識しながら、次の言葉を声に出して、または心の中で3回唱えて下さい。

  真の充足を悟ることで、シンプルで喜びに満ちた人生を送れるようになります。

- ゆっくりとムドラを解き、何回か呼吸して、完全な充足感に安らぎましょう。

- 瞑想を終えたら、静かに目を開けてください。全ての活動における充足感が増していることでしょう。

81 ムシュティカーム・ムドラ

タパス（鍛錬）のための
こぶしのムドラ

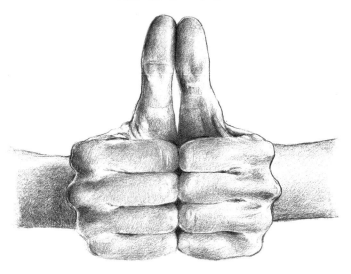

1. 親指を外に出してこぶしを握る。
2. 両手の4本の指の第1関節から第2関節までと、手のひらの下部を合わせる。
3. 両手の親指の側面を合わせ、まっすぐ上に伸ばす。
4. 前腕を腹部に当てる。
5. 肩の力を抜いて後方に押し下げ、両肘をやや体から離し、背筋を自然に伸ばす。

主な効能
- ヨガの実践や日常生活における、精神的鍛錬を促す。
- 消化力と吸収力を高める。
- 腎臓と副腎の健康を支える。
- 意志の強さとエネルギーを高める。

核となる特性
精神を鍛錬する

注意・禁忌
高血圧や消化力が強すぎる人は、実践禁止。代わりに、ヴァジュラ・ムドラを実践してもよい。

精神的鍛錬の火を燃やす

- ムシュティカーム・ムドラを結んで自然な呼吸を何回か行い、このムドラで呼び起こされる全ての感情と感覚に従います。

- 個人の力とエネルギーを司るチャクラの宿るみぞおちに、呼吸が自然と向かうのを感じましょう。

- 何回か呼吸しながら、個人の力に深く従いましょう。エネルギーの源泉として、精神の旅路の障害物を全て焼き切ってくれる火を思い描いて下さい。

- まずは、鍛錬や継続的な実践を妨げる、疑い、抵抗、注意散漫、無気力についてよく考えてみましょう。

- 吸う息とともに内なる火が明るく燃え上がり、吐く息とともに、勤勉な実践を妨げる障害物が完全に燃えつきるのを感じましょう。

- 今度は、つらい思考や感情に対処する際の鍛錬のレベルについて考えてみましょう。どれほどエネルギーを消費し、目覚めに至る旅路から気をそらされているかを自覚しましょう。

- 吸う息とともに内なる火が明るく燃え上がります。吐く息とともに、感情を完全に受け入れると誓いましょう。内なる火の熱を感じつつ、無心に感情を観察し、感情が次第に清らかな光へと変わっていくのに任せましょう。

- 清らかさが増したら、今度は自分を縛る思いこみに関する鍛錬のレベルについて考えてみましょう。すでに精神の旅路の支えとならない古い生き方に、また舞い戻ってしまってはいないでしょうか。

- 吸う息とともに内なる火が明るく燃え上がります。吐く息とともに、自分を縛る思いこみとの一体化から自由になるという意思を固めましょう。

- 自分自身の全ての層における精神的鍛錬が高まることで、おのずと内なる変容の火が目覚めに至る旅路を照らしてくれます。

- 精神的鍛錬を意識しながら、次の言葉を声に出して、または心の中で3回唱えて下さい。
  私自身の全ての層における鍛錬によって、精神の旅路の基盤が固まります。

- ゆっくりとムドラを解き、何回か呼吸して、鍛錬が高まった効果を感じましょう。

- 瞑想を終えたら、静かに目を開けてください。精神の旅路への献身が深まったことでしょう。

サークシー・ムドラ

スワディヤーヤ（自己探究）のための
観察する意識のムドラ

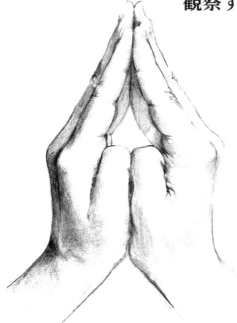

主な効能
- 自己探究の過程を支え、自分を縛る思いこみを排除し、真の自己をおのずと顕現させる。
- 落ちつきと清澄さを高める。
- あごを中心とした顔の筋肉をほぐすことで、顎関節症の治療に効果が期待できる。

核となる特性
自己を探求する

注意・禁忌
自己探究の過程は、本章の他のムドラを楽に行えるようになってから始めること。

1. 指先を上に向け、胸の前で合掌する。
2. 指先と手のひらの下部は合わせたまま、指の根元の関節を左右に広げる。
3. 親指を第1関節で曲げ、小指の根元にふれるか近づけ、手の隙間をのぞいたときに三角形が見えるようにする。
4. 肩の力を抜いて後方に押し下げ、背筋を自然に伸ばす。

自分探しの旅に出る

- サークシー・ムドラを結んで自然な呼吸を何回か行い、このムドラで呼び起こされる全ての感情と感覚に従います。
- 呼吸が両方の鼻の穴を均等に流れ、バランス感覚と調和がもたらされるのを感じましょう。
- 時間をかけて、なめらかで均等な呼吸に同調しましょう。自分探しの実践を支えてくれる、澄みきった空間が自然と広がっていくはずです。

- まずは、食物鞘の感覚を深く味わうところから、自分探しの旅を始めましょう。何回か呼吸しながら、頭から足までの全身をより深く味わい、食物鞘のうちに存在するもの全てへの気づきを高めましょう。

- 感覚を意識的に受け入れることで、自然と抵抗が取り除かれ、身体のうちにより完全に「存在する」ことができるようになります。

- 身体のうちにくつろいだら、時間をかけて意思鞘を吟味していきます。思考や感情がおのずと浮かんでは消えていくのに任せ、一体化、批判、抵抗などすることなく、思考や感情を無心で観察しましょう。

- 今度は自分探しの過程をより深め、いつもなら苦しい、つらいと感じるような特定の感情に意識を集中しましょう。

- 調和に満ちた呼吸によって、その感情を以前より簡単に受け入れられるようになっていることに気づきましょう。何回か呼吸しながら、その感情が体内でなす位置、色、形、大きさなどを感じて下さい。

- 深く味わったあとは、感情がただそこにあるがままに任せて下さい。抵抗感が徐々に薄れ、自然と意思鞘のうちの安らかさが高まってくるのを感じましょう。

- その感情をオープンな心で受け止めることで、自分探しの過程がより深まります。

- つらい感情に従ったまま何回か呼吸し、その感情に関係した自分を縛る思いこみが、意識のうちに立ち現れるのに任せましょう。

- この自分を縛る思いこみを、オープンな心で深く味わってみましょう。登場人物や場面は変わっても、中心となるテーマはいつも変わらずに、この思いこみが何回も人生の旅路に現れてきたことに気づくはずです。

- 好きなだけ時間をかけて、このくり返されるテーマが何かを突き止め、それに名前を与えましょう。いつの間にかそのテーマを、愛や信頼や安心感などの基本的な欲求を満たすための手段にしていたことに、気づいて下さい。

- 自分を縛る思いこみが明らかになると、それと完全には一体化することなく観察できるようになり、重苦しさや密度が徐々に解消されていきます。

- 解放感が高まると、自然とまた調和のある呼吸が戻ってきます。時間をかけて、軽やかさと安らかさが全身に浸透するのに任せましょう。

- 思考、感情、思いこみなど、心身の内に生まれる全てを味わうことができるようになることで、空間が生まれ、そこにどんな条件付けからも自由な真の姿がおのずと現れてきます。

- 自分探しの過程を意識しながら、次の言葉を声に出して、または心の中で3回唱えて下さい。

  自分探しと清らかな物の見方を通じ、自然と内なる真の姿と一致します。

- ゆっくりとムドラを解き、何回か呼吸して、清らかさの増した真の姿を感じましょう。

- 瞑想を終えたら、静かに目を開けてください。自分探しによって、自由と安らかさの感覚がより増していることでしょう。

83 チン・ムドラ

イーシュヴァラ・プラニダーナ（神への献身）のための
意識のムドラ

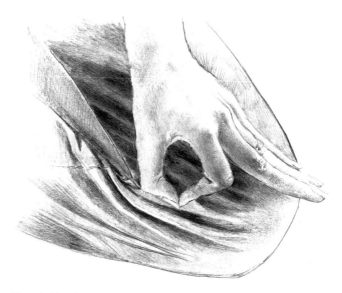

1. 親指の先と人差し指の先を合わせ、円を作る。
2. 他の３本の指は、心地よい範囲で外側にまっすぐ伸ばす。
3. 手のひらを下に向け、両手を腿か膝の上に置く。
4. 肩の力を抜いて後方に押し下げ、背筋を自然に伸ばす。

主な効能
- 万物に宿る神の摂理を認識し、敬う。
- 精神の内なる沈黙を高める。

核となる特性
神に身を委ねる

注意・禁忌
なし

万物に神を見出す

- チン・ムドラを結んで自然な呼吸を何回か行い、このムドラで呼び起こされる全ての感情と感覚に従います。
- 呼吸がなめらかに均等に全身をめぐり、深くリラックスできるのを感じましょう。

- リラクゼーションが高まると、自分も含めたありとあらゆる物に浸透している、聖なる知性とエネルギーの存在に敏感になります。

- 何回か呼吸しながら、ありとあらゆる物に浸透している聖なるエネルギーに従い、それが全ての源であり、本質であることを感じとりましょう。

- まずは、自然界の摂理に宿る聖なるエネルギーを感じましょう。遥か彼方の星から小さな種に至るまで、あらゆるものの動的なバランスと調和を維持し、大木を生やす潜在能力を種に潜ませてくれている、自然界の摂理を感じましょう。

- 何回か呼吸しながら、全ての創造物の神秘の中に神の光が反映されていることを感じ、深い畏敬の念と感謝の念を改めて抱きましょう。

- 今度は、自分の身体に宿る聖なる本質を感じとりましょう。この聖なる本質によって肉体に生命エネルギーが与えられ、生理機能全体に驚異的な効率性がもたらされているのです。

- 何回か呼吸しながら、内臓器官、組織、細胞に対し、深い畏敬の念と感謝の念を抱きましょう。

- 次は、五感に宿る神の光に気づきましょう。聴覚、触覚、視覚、味覚、嗅覚は基本的な欲求を満たし、創造物の無限の美を探るための、本質的な手段であることを理解しましょう。

- 何回か呼吸しながら、五感に深い畏敬の念と感謝の念を抱き、ありとあらゆる物のうちに聖なる源を見出せるようになりましょう。

- 今度は、意識が神の反映であることを理解しましょう。意識には、過去・現在・未来の思考と感情を処理することで、あらゆる可能性を開花させるタペストリーを織りあげ、おのずと精神の目覚めへと導く能力があることを理解しましょう。

- 何回か呼吸しながら、思考と感情に対して、深い畏敬の念と感謝の念を抱きましょう。とくに、突き詰めると神はありとあらゆる物に見出だせる学びを与えてくれます。つらい思考や感情には敬意を払いましょう。

- ありとあらゆる物に神を見出すことで、徐々に明らかになる創造物の神秘と一体化することに、人生の深い意味があることがわかるようになります。

- 単一の源のエネルギーを意識しながら、次の言葉を声に出して、または心の中で3回唱えて下さい。

  ありとあらゆる物に神を見出すことで、人生の全てを贈り物と恵みとして体験していきます。

- ゆっくりとムドラを解き、何回か呼吸して、感謝と畏敬の念に安らぎましょう。

- 瞑想を終えたら、静かに目を開けてください。ありとあらゆる物に浸透する聖なる本質を理解できていることでしょう。

84 ムールティ・ムドラ

アーサナ（安定した快適な座法）のための
身体のムドラ

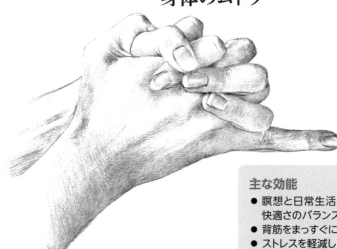

主な効能
- 瞑想と日常生活における安定性と
  快適さのバランスを高める。
- 背筋をまっすぐに伸ばす。
- ストレスを軽減し、血圧を下げる。
- 不安障害の治療に効く。
- 身体への気づきを高める。

核となる特性
安定した快適な座法を支える

注意・禁忌
なし

1. 右手の親指が一番上に来るように両手
   を組み、手のひらを軽く押し合わせる。
2. 小指をまっすぐ伸ばし、左右の小指を
   ぴたりと合わせて軽く押し合わせる。
3. 両手をへその下に当てるか、腿の付け
   根に置く。
4. 肩の力を抜いて後方に押し下げ、両肘をやや体から離し、背筋を自然に伸ばす。

安定性と快適さのバランスを調える

- ムールティ・ムドラを結んで自然な呼吸を何回か行い、このムドラで呼び起こされ
  る全ての感情と感覚に従います。

- 呼吸が穏やかに上半身の基盤となる部分に向かい、安定性と確かな拠り所がもた
  らされるのを感じましょう。

- 自然と吐く息が長く、ゆっくりと静かで穏やかになり、心地よさと快適さが高まるの
  を感じましょう。

- 安定性と快適さが体の各部分に浸透することで、自然と座り方が楽になります。

- まずは、上半身の基盤になる部分と足における、安定性と快適さのバランスを体感しましょう。これらの部分が大地に深く根を下ろすと同時に、心地よくリラックスできているのを感じましょう。

- 安定性と快適さのバランスが自然と骨盤、仙骨、腰を包みこみ、中心軸がしっかりと定まると同時に、心地よさに安らげるようになります。

- 今度は、安定性と快適さのバランスがお腹、みぞおち、腰、背中の中心に浸透するのに任せましょう。全体が支えられると同時にリラックスできているのが体感できます。

- 安定性と快適さのバランスが胸と背中の上を包みこみ、胸郭全体に安定性と心地よさが沁みとおるのが感じられます。

- 安定性と快適さが胴体にもたらされたら、今度は何回か呼吸しながら、落ちつきが脊柱に完全に浸透するのを感じましょう。

- 息を吸うたびに背骨が自然と伸び、一直線になる感覚と安定性が高まります。息を吐くたびに背骨が緩んで柔らかくなり、自然なカーブが戻って、柔軟性と適応性がもたらされます。

- 胴体と脊柱のバランスが調うと、その調和が自然と肩、腕、手に反映され、これらの部分も胴体と同様に安定性と快適さに安らぎます。

- 今度は、安定性と快適さのバランスが首と頭を包みこみます。頚椎が伸びると同時に、顎が後ろの方と首側に引き寄せられ、頭が均等に体の上に配置されます。

- 身体における安定性と快適さの完璧なバランスによって、自然と呼吸が安定し楽になるのを、時間をかけて感じとりましょう。

- 身体と呼吸が完璧に調和すると、安定性と快適さのバランスが自然と思考と感情に浸透していきます。集中すると同時に、完全にリラックスもできている状態が可能となります。

- 何回か呼吸しながら、全身における安定性と快適さの完璧なバランスを体感し、調和に安らぎましょう。

- バランスのとれた姿勢を意識しながら、次の言葉を声に出して、または心の中で3回唱えて下さい。
  安定性と快適さのバランスがとれることで、調和に安らぎます。

- ゆっくりとムドラを解き、何回か呼吸して、完全なるバランスに安らぎましょう。

- 瞑想を終えたら、静かに目を開けてください。安定性と快適さのバランスが全ての活動に取り入れられていることでしょう。

85 ディールガ・スワラ・ムドラ

プラーナヤーマ（生命エネルギー）を拡張するための
長くなった呼吸のムドラ

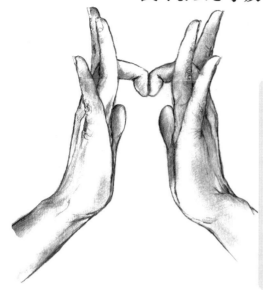

主な効能
- 肺活量を増やし、生命エネルギーの自由な流れを促す。
- 胸郭のこりをほぐす。
- 背筋を伸ばす。
- やる気と活力を高める。

核となる特性
生命エネルギーを拡張する

注意・禁忌
重篤な喘息がある場合には実践禁止。

1. 指先を上に向け、胸の前で合掌する。
2. 両手の中指を内側に曲げ、中指の爪同士を押し合わせる。
3. その他の指はまっすぐ伸ばし、両手の手のひらを平行に保つ。
4. 肩の力を抜いて後方に押し下げ、両肘をやや体から離し、背筋を自然に伸ばす。

生命エネルギーを拡張する

- ディールガ・スワラ・ムドラを結んで自然な呼吸を何回か行い、このムドラで呼び起こされる全ての感情と感覚に従います。

- 呼吸がなめらかに胸、肋骨、背中の上の方を流れ、呼吸に対する感受性が自然と高まるのを感じましょう。

- 波のような呼吸に深く従うにつれ、呼吸の4段階への気づきが自然と高まります。

- 息を吸うたびに胸郭が完全に拡張して生命エネルギーを受けとり、続いて息を止めるあいだに、肺が生命エネルギーを完全に吸収します。

- 息を吐くたびに解放感を体感し、続いて息を止めるあいだに、深く安らぐことができます。

- この波のような動きによって、呼吸の4段階それぞれが自然と長くなり、肺活量が増え、生命エネルギーをより効率的に吸収できるようになります。

- 生命エネルギーの拡がりに深く従うと、体の各部分に生命エネルギーが送られ、全体的な活力のレベルを強化できるようになります。

- まずは吸う息とともに生命エネルギーを吸いこみ、肺を完全に拡げましょう。吐く息とともに、生命エネルギーを骨盤と足に送りこみましょう。

- 何回か呼吸しながら、波のような呼吸に合わせて、これらの部分がエネルギッシュに伸び縮みするのを感じましょう。

- 完全な呼吸が行き渡ることで、下半身が生命エネルギーによって栄養を与えられ、活性化するのを感じとりましょう。

- 今度は肺に生命エネルギーを満たし、吐く息とともに、生命エネルギーをお腹、みぞおち、腰、背中の中心に送りこみます。

- 何回か呼吸しながら、波のような呼吸に合わせて、これらの部分がエネルギッシュに伸び縮みするのを感じましょう。

- 呼吸が自由にめぐるにつれ、波のような呼吸によって、体の中ほど全体が生命エネルギーに浸されるのに任せましょう。

- 吸う息とともに肺を生命エネルギーで満たし、吐く息とともに生命エネルギーを胸、背中の上の方、肩、腕、手に送りこみます。

- 何回か呼吸しながら、波のような呼吸に合わせて、これらの部分が伸び縮みするのを感じましょう。

- 波のような呼吸が胸と腕全体に栄養を与えるにつれ、これらの部分に活力がもたらされるのを感じましょう。

- 吸う息とともに肺を完全に拡げましょう。吐く息とともに、波のような呼吸が首と頭を穏やかにのぼり、脳と五感に栄養を与え、清らかさと活力をもたらします。穏やかさが高まるにつれ、それを反映して表情も穏やかになっていきます。

- 今度は、波のような呼吸に合わせて、体全体がエネルギッシュに伸び縮みするのを感じ、生命エネルギーが全身を活性化するのに任せましょう。

- 活力が増したことを意識しながら、次の言葉を声に出して、または心の中で3回唱えて下さい。
  生命エネルギーが全身に浸透し、輝かしい活力に満たされます。

- ゆっくりとムドラを解き、何回か呼吸して、活力が増したことを感じましょう。

- 瞑想を終えたら、静かに目を開けてください。大きく増えたエネルギーによって、精神の旅路が支えられているのを感じるでしょう。

86 イーシュヴァラ・ムドラ

プラティヤハーラ（制感）のための
創造主のムドラ

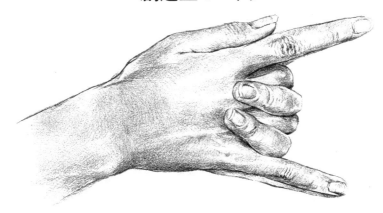

1. 両手の指を組み合わせ、手のひらの下部を合わせる。
2. 人差し指を小指をまっすぐ伸ばす。
3. 両手の親指の側面を合わせ、それぞれ人差し指の上に置く。
4. 伸ばした指先を前方に向け、前腕を腹部に当てる。
5. 肩の力を抜いて後方に押し下げ、両肘をやや体から離し、背筋を自然に伸ばす。

主な効能
- 過剰な感覚刺激を減らし、蓄積された感覚印象を処理する。
- 排泄器系と消化器系の健康を支える。
- 腹式呼吸を強化し、ストレスや不安を軽減する。

核となる特性
五感を制御する

注意・禁忌
なし

五感を内向きにする

- イーシュヴァラ・ムドラを結んで自然な呼吸を何回か行い、このムドラで呼び起こされる全ての感情と感覚に従います。

- 呼吸が穏やかにお腹と上半身の基盤となる部分に向かい、心地よさと安らかさが高まって、完全にリラックスできるのを感じましょう。

- リラクゼーションが深まることで、五感が自然と内側に向き、真の自分自身と一致できるようになります。

- まずは、聴覚に従いましょう。知覚できる最も遠くの音に耳を傾け、徐々に最も近い音へと気づきを向けていきましょう。

- 今度は、聴覚を内側に向けます。何回か呼吸しながら、呼吸や心臓の音などを含む、自分の内側にある非常に小さな音を探ってみましょう。

- 次は、触覚に従いましょう。座っている場所に体が触れている感覚、肌に当たっている服の感触、まぶたが接触している部分などを感じて下さい。

- 今度は触覚を内側に向けてみましょう。空気が鼻の穴に入ってくる感覚や、気道に穏やかに触れていく感覚を感じましょう。

- 聴覚と触覚が内側に向くと、自然と視覚に気づきが向きます。周囲の風景を想像してみて下さい。遠くの景色から始め、徐々に近づき、最後は自分の体をイメージします。

- 今度は視覚を内側に向けてみましょう。色、形、映像などが自然に湧き上がってくるのに任せて、内なる世界を思い描いてみて下さい。

- 次は、味覚に気づきを向けます。完全に平安を感じたときに味わった感覚を思い出してみましょう。そのときの感情とともに、その味を深く味わいます。

- 今度は、味覚を内側に向けてみましょう。心地よさが全身を包みこみ、穏やかさがもたらされるのに任せて下さい。

- 聴覚、触覚、視覚、味覚が内側に向いたら、今度は嗅覚に従います。そよ風が運んできた花の香りなど、吸いこむ空気にあるあらゆる香りを嗅いでみましょう。

- 嗅覚を内側に向けてみましょう。すぐに思い出せる気持ちのいい香りを思い浮かべ、その香りが内なる自分に広がっていくのに任せましょう。

- 五感が全て内側に向くと、意識がおのずと落ちついて穏やかになり、真の自分自身の沈黙に安らげるようになります。

- 五感が深く安らいだ状態のまま、次の言葉を声に出して、または心の中で3回唱えて下さい。
五感が自然に内側に向くことで、真の自分自身の沈黙に安らぎます。

- ゆっくりとムドラを解き、何回か呼吸して、五感が完全に安らいでいる状態を体感しましょう。

- 瞑想を終えたら、静かに目を開けてください。五感を徐々に外側に向かせても、真の自分自身と一致したままでいられることでしょう。

87 アビシェカ・ムドラ

ダーラナ−(集中)のための
神聖な沐浴のムドラ

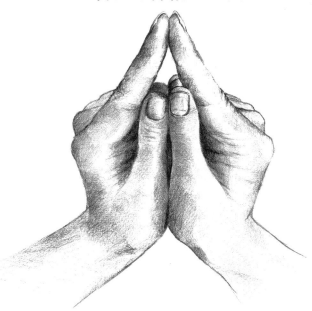

1. 手のひらを向かい合わせ、みぞおち
   の前で両手を保つ。
2. 親指を外に出して軽くこぶしを握る。
3. 両手の手のひらの下部とこぶしを合
   わせる。
4. 両手の人差し指をまっすぐ延ばし、指
   の腹を合わせる。
5. 両手の親指の側面を合わせ、人差し
   指のあいだのスペースに置く。
6. 肩の力を抜いて後方に押し下げ、両
   肘をやや体から離し、背筋を自然に
   伸ばす。

主な効能
- 瞑想の準備として、選んだ対象に
  意識を集中させる。
- 消化を促進する。
- 人生の目的が明確化される。

核となる特性
一点への集中力を高める

注意・禁忌
なし

集中力の内なる炎を燃やす

- アビシェカ・ムドラを結んで自然な呼吸を何回か行い、このムドラで呼び起こされる全ての感情と感覚に従います。

- 呼吸が自然とみぞおちに向かい、暖かさと輝きがもたらされるのを感じましょう。

- 何回か呼吸しながら、この輝きがさらに増していくのを感じましょう。輝きの源として、みぞおちのチャクラにある小さな炎を思い描いて下さい。この火が、心が完全に安らげる自然な集中点を作り出してくれます。

- 時間をかけて、炎を細かな部分まで描き出しましょう。下の方は金色とオレンジ色で、先端は青く輝き、全体に穏やかにカーブした形をしています。

- 最初のうちは炎がゆらぎ、注意がよそにそれてしまうかもしれません。そんなときは、自分自身を批判したりせず、心をそっと炎に引き戻すようにして下さい。

- 呼吸しながら、何回か続けましょう。さまよいだした心を優しく引き戻すたびに、おのずと集中のレベルが上っていくことに気づくでしょう。

- 集中力が高まると、呼吸がゆっくりと穏やかになり、心が苦もなく内なる炎に安らげるようになります。

- いろいろな考えが浮かんでくるかもしれませんが、考えが自然に浮かんでは消えていくのに任せてかまいません。同時に、気づきを内なる炎に優しく、しかし断固として引き戻しましょう。

- 気づきが炎に留まれるようになると、精神の中心軸が定まって徐々に静かで穏やかになり、大いなる調和を体感できるようになります。

- 調和が高まると、苦もなく瞑想の流れに入っていけるようになります。

- 心が落ちついて静かで穏やかな状態のまま、次の言葉を声に出して、または心の中で3回唱えて下さい。
  精神が一点に集中することで、より深い内なる安らかさと調和を体感します。

- ゆっくりとムドラを解き、何回か呼吸して、集中力が高まったのを感じましょう。

- 瞑想を終えたら、静かに目を開けてください。一点への集中力が大いに高まっていることでしょう。

88 ダルマダートゥ・ムドラ

ディヤーナ（瞑想）のための
静穏さのムドラ

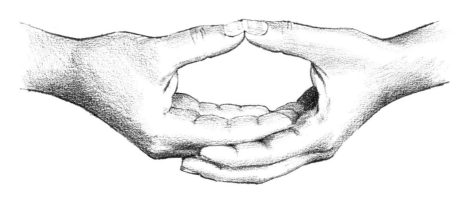

1. 手のひらを上に向け、左手を腿の付け根に置く。
2. 右手の甲を左手の手のひらに乗せる。
3. 両手の親指の先をそっと合わせ、楕円形を作る。
4. 肩の力を抜いて後方に押し下げ、両肘をやや体から離し、背筋を自然に伸ばす。

主な効能
- 瞑想において、思考と感情を受け入れ、観察するのを助ける。
- ストレスを軽減し、神経系を静める。
- 身体と呼吸と五感と精神を統合する。
- 思考と思考のあいだに沈黙のスペースを作る。

核となる特性
瞑想を支える

注意・禁忌
なし

受け入れて観察する

- ダルマダートゥ・ムドラを結んで自然な呼吸を何回か行い、このムドラで呼び起こされる全ての感情と感覚に従います。

- なめらかで楽な呼吸が体の前の方全体を上下することで、自然と精神が落ちつき、静かな穏やかさがもたらされることに気づきましょう。

- 落ちつきと穏やかさが高まることで、自分の内側に生じるもの全てを受け入れられ、易しく瞑想に入れるようになります。

- まずは食物鞘に現れるもの全てを受け入れましょう。何回か呼吸しながら、頭の先から足の裏までの全身をチェックし、あらゆる感覚を深く味わい、オープンな心で受け入れて下さい。

- 今度は受け入れる心を、呼吸にまで広げます。時間をかけて、呼吸が自然に上半身の基盤となる部分から頭の先へと流れていくのをたどってみましょう。

- 呼吸が全身を自由に流れるのに任せ、呼吸そのものが与えることと受けとることの自然なバランスであることを感じとりましょう。

- 次は、五感に従います。自分の内側と外側から、音、香り、味、映像が自然に湧き上がってくるのに任せて下さい。

- 何回か呼吸しながら、全ての感覚による刺激を純粋なエネルギーとして受け入れ、それらが体内の感覚や呼吸の流れと自然に交わるのに任せて下さい。

- 身体と呼吸と五感を受け入れ、それらが完全に統合されると、思考と感情を受け止められるようになります。

- 何回か呼吸しながら、思考や感情が自然と湧き上がってくるのに任せて下さい。思考や感情を、自由に寄せては返す、純粋なエネルギーの波として感じましょう。

- 自分の内側に生じるもの全てを受け入れ、身体、呼吸、五感、精神がおのずと統合されるのに任せましょう。

- 自分の内側に生じるもの全てが統合されると、苦もなく瞑想の流れに入っていけるようになります。

- 瞑想の流れに安らぐことで、真の自己の本質である調和と清らかさを感じます。

- 瞑想の流れに安らぎながら、次の言葉を声に出して、または心の中で3回唱えて下さい。
  私自身の内に生じるもの全てを受け入れることで、苦もなく瞑想に安らげます。

- ゆっくりとムドラを解き、何回か呼吸して、苦もなく瞑想に安らぎましょう。

- 瞑想を終えたら、静かに目を開けてください。瞑想の本質を全ての活動に統合できていることでしょう。

マンダラ・ムドラ

サマーディ（精神の統合）を得るための
円のムドラ

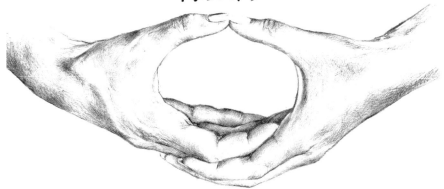

1. 手のひらを上に向けて、左手を腿の付け根に置く。
2. 右手の甲を左手の手のひらに乗せる。
3. 両手の親指の先をそっと合わせ、大きく広がった円を作る。
4. 肩の力を抜いて後方に押し下げ、両肘をやや体から離し、背筋を自然に伸ばす。

主な効能
- 性格を超越した深い瞑想を経験し、統合という自己の本質を感得する。
- 身体の全器官系の機能を支える。

核となる特性
精神を統合する

注意・禁忌
なし

統合の旅に出る

- サマーディ（精神の統合）を垣間見る旅に出るにあたって、まずは両手を楽な姿勢で腿か膝に置きましょう。

- 最初に、ムールティ・ムドラ（p.174）を結びます。何回か呼吸しながら、足から頭の先までの全身を深く味わい、アーサナ（座法）の本質である安定して心地よい座り方ができるよう、細かな調整を行いましょう。

- 安定して心地よく身体に留まることで、自分自身の全ての層が自然と統合され、瞑想の旅路への基盤が形成されます。

- 座った姿勢にしっかりと支えられた状態で、ディールガ・スワラ・ムドラ (p.176) を結びます。呼吸が胸の中央から外へと流れだし、自分自身の全ての領域にプラーナヤーマ (生命エネルギー) を与えるのを感じましょう。

- 呼吸に合わせて体の輪郭がエネルギッシュに伸び縮みし、全身が輝かしいエネルギーの場となるのを感じましょう。

- 身体と呼吸が統合されたら、イーシュヴァラ・ムドラ (p.178) を結びます。嗅覚に始まり、味覚、触覚、視覚、聴覚と、五感が自然と内側に向くのに任せましょう。内側に向いた五感が、内なる自分自身の沈黙へと導いてくれます。

- 五感が内側に向き、安らぐことで、自然と内なる聖域に入り、プラティヤハーラ (制感) の本質である、真の自分自身の沈黙を感じます。

- 身体、呼吸、五感が統合されたら、アビシェカ・ムドラ (p.180) を結びます。みぞおちの中央にある小さな炎に気づきを留め、ダーラナー (集中) の本質である、一点への集中力を高めましょう。

- 心が集中点に留まりやすいよう、必要な際にはそのつど意識を炎へと引き戻しながら、穏やかに、しかし一貫して集中力を保つようにします。

- 一点への集中力が高まったら、ダルマダートゥ・ムドラ (p.182) を結びます。あらゆる努力が徐々に消え去り、身体、呼吸、五感、精神が一つの流れへと溶けあって、自然とディヤーナ (瞑想) に入っていくのを感じましょう。

- この流れを維持しながら、自分自身の内に生じるもの全てを受け入れて観察することで、簡単に瞑想に安らげるようになります。

- 瞑想に安らげるようになったら、マンダラ・ムドラを結びます。何回か呼吸しながら、瞑想者と瞑想の体験が、切れ目のない一つの統合体として溶け合うのに任せて下さい。

- 何回か呼吸しながら、サマーディの本質である、完全な統合の体験に安らぎましょう。この境地こそ、ヨガの旅路の最高到達点となります。

- 統合の体験を意識しながら、次の言葉を声に出して、または心の中で3回唱えて下さい。
  ヨガの旅路の八支則が全て統合され、自己の本質である統合を体験します。

- ゆっくりとムドラを解き、みぞおちに意識を集中して、帰ってくるための旅を始めましょう。五感を徐々に外側へと向けていきます。

- 次に、呼吸の安定した流れに意識を集中します。最後に、完全に今という時間に戻り、肉体にしっかりと拠り所を得ましょう。

- 瞑想を終えたら、静かに目を開けてください。ヨガの八支則を完全に統合できていることでしょう。

90 シヴァリンガム・ムドラ

スティラター(精神的な献身)のための
シヴァ神のシンボルのムドラ

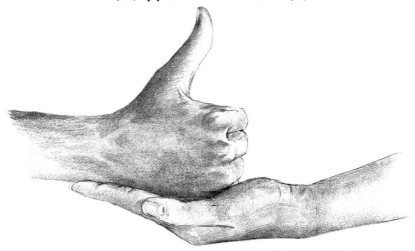

1. 手のひらを上に向け、左手を下腹部の前に保つ。
2. 親指を外に出して、右手でこぶしを握る。
3. 右手を左手の手のひらの中央に乗せる。
4. 肩の力を抜いて後方に押し下げ、両肘をやや体から離し、背筋を自然に伸ばす。

主な効能
- 精神修養への献身を強化する。
- 姿勢を是正することで、瞑想を助ける。
- 消化力を促進する。
- 意志の力と一点への集中力を高める。

核となる特性
精神の旅路に全力を傾ける

注意・禁忌
高血圧がある場合は実践禁止。代わりに、エネルギー活性化の効果が穏やかなアディ・ムドラを実践してもよい。

精神修養の確かな基盤を築く

- シヴァリンガム・ムドラを結んで自然な呼吸を何回か行い、このムドラで呼び起こされる全ての感情と感覚に従います。

- 呼吸が自然とみぞおちから胸、首、頭へとのぼり、精神の旅路の支えとなるエネルギーがもたらされるのを感じましょう。

- 精神の旅路に乗り出せば、断固とした献身が絶対に必要となります。断固とした献身があって初めて苦難を乗り越え、目覚めに向かって着実に前進していけるのです。

- 精神の形成への最初の段階は、実践を途切れさせずに続けていくことです。精神の形成への実践を日々の日課に取り入れ、維持していけるかどうかを考えてみましょう。困難や難局に遭遇したときこそ、実践を続けることが要となります。

- 何回か呼吸しながら、精神の形成を最優先事項とするために、ライフスタイルや日課にどのような変化が起こせるかを思い描いてみましょう。

- 次の段階は、自分自身の全ての層における変化と目覚めに必要な、自分だけの望みを満たすために、自分に最も合った実践方法を考え出すことです。

- 自分だけの実践方法を考え出すためには、一途な献身が必要となります。自分の性格の最も難しい側面を表面化させるような、方法やテクニックを選びとる必要が生じるからです。

- 何回か呼吸しながら、自分の最も難しい側面を徐々に明らかにし、消し去るための個人的な精神の形成への実践を思い描いてみましょう。

- 第3段階は、精神の旅路の妨げとなる、パターン化した習慣や自分を縛る思いこみへの気づきを続けることです。

- 献身的な実践や、思いこみを消し去ろうという姿勢があったとしても、安心感、成功、人間関係、物欲といった、認知された欲求に基づく古いパターンに逆戻りしてしまうことがあるかもしれません。

- 何回か呼吸しながら、自分と世界と他者を、条件付けされたパターンから自由になった、新たな見方でとらえる様子を思い描いてみましょう。

- 精神を形成するための全ての段階が自分の中に統合され、呼吸が上位のチャクラに向かって自由に流れだすのを感じましょう。精神の旅路に清らかさがもたらされます。

- 精神への献身を意識しながら、次の言葉を声に出して、または心の中で3回唱えて下さい。
  精神の旅路への断固とした献身によって、目覚めに至る道を着実に歩んでいきます。

- ゆっくりとムドラを解き、何回か呼吸して、絶対的な献身を心に誓いましょう。

- 瞑想を終えたら、静かに目を開けてください。精神の旅路への献身が深まっていることでしょう。

91 シューンヤ・ムドラ

ヴィプラチェタナ(変容への開放性)のための
空虚のムドラ

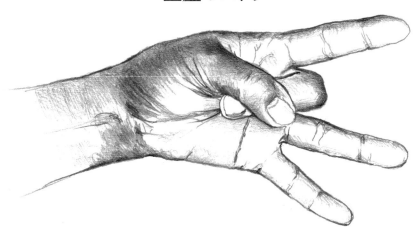

1. 中指を曲げ、親指の付け根のふくら
   みに当てる。
2. 中指の上から、親指で押さえる。
3. 両手の甲を腿か膝の上に置く。
4. 肩の力を抜いて後方に押し下げ、背
   筋を自然に伸ばす。

主な効能
- 物の見方や存在の在り方がオープ
  ンになり、精神が変容しやすくなる。
- 肩、喉、首、頭周辺のこりをほぐす。
- 聴覚障害の治療に効く。
- 甲状腺の健康を支える。
- 思考と思考のあいだにスペースを
  生み、自分を縛る思いこみの排除を
  促す。
- 新たな可能性を開く。

核となる特性
変容に心を開く

注意・禁忌
なし

変容への開放性を高める

- シューンヤ・ムドラを結んで自然な呼吸を何回か行い、このムドラで呼び起こされる全ての感情と感覚に従います。

- 呼吸が穏やかに喉と首に向かい、開放性が高まるのを感じましょう。

- 息を吸うたびに開放性が自然と増し、息を吐くたびに喉と首のこりが徐々にほぐれていきます。

- こりがほぐれると、自然と新たな物の見方や自分自身の在り方に心身が開かれます。それによって、精神的な変化を受け入れるスペースが生まれます。

- 自分自身や他者や人生の見方をよりオープンにするには、現在直面している事柄や困難を思い浮かべてみましょう。

- リズミカルな呼吸に支えられ、この事柄が喉のチャクラに留まるのを感じ、思考と感情が自然と生じるのに任せましょう。

- 呼吸を使って開放性を高め、呼吸とともに、この事柄に伴う緊張を少しずつ消し去っていきましょう。

- 緊張がほぐれたら、何回か呼吸しながら、この事柄を軽やかに、開放的に受け止めてみましょう。そうすることで、おのずと清らかさが高まります。

- 清らかさが高まると、自然と直感力が目覚めていきます。視野が広がり、深く味わっている事柄に関する新たな可能性が見えてきます。

- 新たな可能性が見えてきたら、時間をかけて、それを実行するためのよりオープンな物の見方についてよく考えてみましょう。

- 新たな可能性を統合すると、自然と全身に軽快さと安らかさが浸透していき、内なる自由が増した状態で精神の旅路を続けられるようになります。

- 開放性が増したことを自覚しながら、次の言葉を声に出して、または心の中で3回唱えて下さい。
  新たな物の見方や存在の在り方に心身が開かれ、自然と精神的な変化が生じます。

- ゆっくりとムドラを解き、何回か呼吸して、変化への開放性が高まったことを感じましょう。

- 瞑想を終えたら、静かに目を開けてください。精神の旅路における新たな可能性に心身が開かれていることでしょう。

92 パッリ・ムドラ

シュラッダ（内なる導きへの信頼）のための
避難所のムドラ

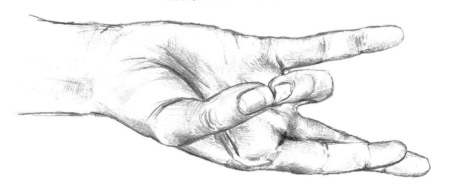

1. 中指を人差し指の周りにからませる。
2. 親指の先と薬指の先を合わせる。
3. 小指はまっすぐ伸ばす。
4. 両手の甲を腿か膝の上に置く。また
   は手のひらを前方に向け、肩の高さ
   で保ってもよい。
5. 肩の力を抜いて後方に押し下げ、背
   筋を自然に伸ばす。

主な効能
● 精神の旅路に必要な、自信と楽観
　主義とエネルギーを高める。
● 背骨の配列を矯正する。
● 身体感覚を強化する。
● 消化のバランスを調える。

核となる特性
内なる導きを信頼する

注意・禁忌
なし

内なる導きを信頼する

● パッリ・ムドラを結んで自然な呼吸を何回か行い、このムドラで呼び起こされる全
　ての感情と感覚に従います。

● 呼吸が穏やかに脊柱に沿って流れるのを感じましょう。息を吸うたびに、椎骨と椎
　骨のあいだに隙間が生まれます。息を吐くたびに、背筋が自然とまっすぐになるの
　を感じましょう。

- 何回か呼吸しながら、体の中心軸が一直線になるのを感じましょう。心身の中心軸が定まり、内なる導きを完全に信頼できるようになります。

- 内なる導きへの信頼感は、精神の旅路を支えるのに欠かせない要素です。これがあるおかげで、目覚めへの道を照らしてくれる知恵と清らかさに従うことができます。

- まずは、今とは異なる道筋や教えを思い返してみましょう。それらは、変化と学びの過程を支える旅路において、その時点では必要不可欠なものだったことに気づきましょう。

- 何回か呼吸しながら、内なる導きが照らす光のおかげで、目覚めの旅路で何らかの役割を果たしてきたそれぞれの教えを、確かな足取りで着実に歩むことができたことを感じましょう。

- 今度は、疑いやためらいを抱いたときにも、内なる導きが旅路を支えてくれていたことを思い返しましょう。最終的にはどのような困難も、学びと目覚めの機会へと変えることができたことを感じてください。

- 何回か呼吸しながら、とくに困難な旅路を歩むとき、足もとを照らしてくれたのは内なる導きでした。

- 次は、進む方向を変える必要が生まれたとき、たとえそれが当時信じていた生き方や実践方法を守れなくなる方向転換であった場合でも、いつ変えるべきかを忠実に告げてくれたことを思い返しましょう。

- 何回か呼吸しながら、進む方向を変える必要が生まれたとき、足もとを照らしてくれたのは内なる導きでした。

- 最後に、内なる導きがこれまでずっと、真の自分自身に至る道を示してくれていたことを思い返しましょう。あらゆる方法論、哲学、教師、教えなどを超越し、つねに人生のより深い意味へと導いてくれていたのです。

- 何回か呼吸しながら、あらゆる教えや方法論を超越して足もとを照らしだし、人生の旅路のそれぞれの瞬間で自分を完全に支えてくれたのは、内なる導きだったことを思い返しましょう。

- 完全に支えられていることを意識しながら、次の言葉を声に出して、または心の中で3回唱えて下さい。

  内なる導きを信頼し、自信を持って人生の旅路を進んでいきます。

- ゆっくりとムドラを解き、何回か呼吸して、内なる導きへの信頼感を自覚しましょう。

- 瞑想を終えたら、静かに目を開けてください。旅路を歩むための、内なる導きへの信頼感が増していることでしょう。

93 アーヴァーハナ・ムドラ

クシャンティ（心からの受容）のための
祈願のムドラ

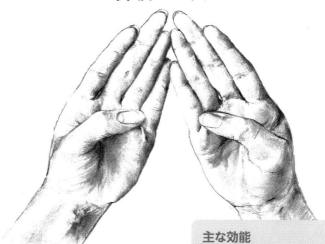

1. 指をそろえ、手のひらを上に向けて、みぞおちの前で両手を保つ。
2. 親指の先を薬指の根元に当てる。
3. 両手の薬指と小指の外側の端を合わせる。
4. 手首を心地よい範囲で離し、前腕を腹部に当てる。
5. 肩の力を抜いて後方に押し下げ、背筋を自然に伸ばす。

主な効能
- 心の境界を広げ、人生の全てを学びと恵みとして受け入れる。
- 困難を機会として受け止めることを学ぶ。
- 消化と吸収を改善する。
- 免疫系の機能を支える。
- 楽観主義とエネルギーをもたらす。

核となる特性
心から受け入れる

注意・禁忌
なし

心から受け入れる

- アーヴァーハナ・ムドラを結んで自然な呼吸を何回か行い、このムドラで呼び起こされる全ての感情と感覚に従います。

- 呼吸が穏やかにみぞおちから胸へとのぼり、安らかさと開放性がもたらされるのを感じましょう。

- 開放性が高まることで、自然と受容の特性が開花し、人生がもたらすもの全てを心から受け入れられるようになります。

- まずは何回か呼吸しながら、自然環境の全てを受け入れてみましょう。めぐる季節を、絶えず流れつづける人生の川の反映として、気楽に受け止めましょう。

- 絶えず変わりゆく自然の景色を受け入れるようになると、抵抗感が薄れ、それぞれの瞬間にしかない美しさを受け入れるようになります。

- 今度は何回か呼吸しながら、自分の性格の様々な側面を受け入れてみましょう。自分を厳しく責めたり、深刻にとらえすぎたりせず、ユーモアと共感を抱きつつ、自分の習慣や性質を歓迎しましょう。

- 時間をかけて、自分の性格のあらゆる側面を受け入れて下さい。そうすることで心に余裕が生まれ、自然に少しずつ性格を変えていくことが可能となります。

- 次は何回か呼吸しながら、他者と他人の物の見方を、より広い心で受け入れる能力を高めましょう。異なる物の見方や存在の在り方を敬い、そこから学べるようになります。

- 他者を広い心で受け入れるにつれ、他者との交流は全て学びの過程で重要な役割を果たしているのだということがわかり、批判したり要求したりする傾向が薄れていきます。

- 今度は、自分の過去をオープンな心で受け入れましょう。人生の旅路の段階はどれも、変化と目覚めの過程における重要な一部分だったことがわかるでしょう。

- 何回か呼吸しながら、これ以上ないほどつらい数々の試練も、じつは得難い糧となったことを理解し、これまでの人生の全ての段階を心から歓迎しましょう。

- 最後に、人生のすべてを受け入れて下さい。たとえ今何が起きていても、起きることの全ては、旅路において、その物事にしかない意味を持っているのだと理解しましょう。

- 何回か呼吸しながら、心の境界を広げ、人生がもたらすもの全てを受けとりましょう。それは目覚めへと確実に導いてくれる、学びであり恵みなのです。

- 心からの受容を意識しながら、次の言葉を声に出して、または心の中で3回唱えて下さい。
  人生を心から受け入れることで、全てが目覚めに至る入り口へと変わります。

- ゆっくりとムドラを解き、何回か呼吸して、人生がもたらすものを心から受容することで得られる、喜びと安らかさを体感しましょう。

- 瞑想を終えたら、静かに目を開けてください。心身が開かれ、より素直になっている自分を感じることでしょう。

カルナー（慈悲）のための
慈悲心のムドラ

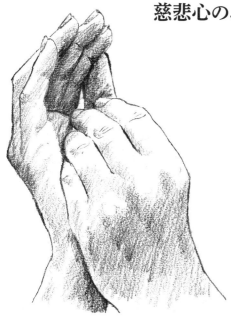

主な効能
- 自分と万物の双方に対する思いやりが深まる。
- 心臓血管系と免疫系の健康を支える。
- 胸部の筋肉のこりをほぐし、ストレスを軽減する。
- 顔と顎の緊張をほぐすことで、顎関節症の治療に効果が期待できる。

核となる特性
慈悲心を持つ

注意・禁忌
なし

1. 左手をそっと丸め、手のひらを心臓に向ける。
2. 右手を丸め、左手の人差し指から小指までの指先を、右手の人差し指から小指までの根元に当てる。
3. 左手の親指の指先から第1関節までの側面を、右手の親指の第1関節から第2関節までの側面に当てる。
4. 肩の力を抜いて後方に押し下げ、背筋を自然に伸ばす。

慈悲の心を覚醒させる

- カルナー・ムドラを結んで自然な呼吸を何回か行い、このムドラで呼び起こされる全ての感情と感覚に従います。

- 呼吸が穏やかに胸に向かうことで、自然と心臓のチャクラの奥で落ちつきと静けさが開花し、穏やかさがもたらされるのを感じましょう。

- 心臓に従うにつれ、次第に感受性が高まり、自分自身と人生と全ての他者を思いやりをもって受け入れられるようになります。

- 何回か呼吸しながら、自分自身をどれくらい思いやれるか考えてみましょう。自分の全ての行動は、究極的には、自らの本質である愛や信頼や安心感を見出そうとする試みなのだということを理解しましょう。

- 心臓のチャクラに深く従いながら、自分自身を思いやり、自らの旅路を心から敬いましょう。自責の念や恥ずかしさや罪の意識は、全て自然に薄れていきます。

- 自分自身を思いやりを持って受け入れると、大切に思う人々への愛情あふれる親切心もおのずと高まり、彼らの好ましい面と難しい面とを、ともに受け入れるようになります。

- 心から大切に思う人の映像を思い描いて下さい。相手にこうなってほしいと期待する気持ちを捨て、オープンな空間を生じさせましょう。それによって、相手も自分も変わりやすくなります。

- 自分と大切に思う人への思いやりが高まると、性格の不一致を感じた人々に対しても、次第に思いやりの心が生まれてきます。

- 付き合うのが難しいと感じた人の映像を思い描いて下さい。相手の行動や信条に目を向けるのではなく、相手が本当はどのような存在なのかを汲み取ってみましょう。

- その人を思いやれるようになると、相手がしたことは全て愛や支えや安心感を得るための行動であり、単に欲求の表し方が不適切なだけだったことがはっきりと見えてきます。

- その人に思いやりの心を持つことで、批判、怒り、恨みといった感情はさほど困難も伴わずに消えていきます。その人と自分をより客観的に見られるようになると同時に、相手とのあいだに無理のない境界線を設けられるようになります。

- 今度は、ありとあらゆる物に慈悲の心を向けましょう。生きとし生けるもの全ての旅路を敬えるようになり、誰もがみな限られた理解の中で、統合のビジョンに向かって歩んでいるのだということが理解されます。

- 慈悲の心の高まりを意識しながら、次の言葉を声に出して、または心の中で3回唱えて下さい。
  慈悲の心によって、私たちはみな統合への旅路を共有する仲間だということがはっきりと見えてきます。

- ゆっくりとムドラを解き、何回か呼吸して、慈悲の心のうちに安らぎましょう。

- 瞑想を終えたら、静かに目を開けてください。慈悲の心が旅路の導きとなるのを感じることでしょう。

95 プールナ・ジュニャーナム・ムドラ

ヴィヴェカ（洞察力）のための
完全な知恵のムドラ

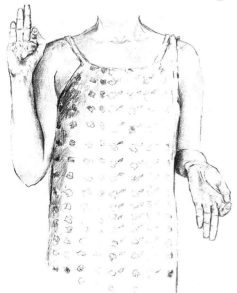

主な効能
- 真の自己と条件付けされた性格との違いを見抜く、洞察力が高まる。
- 存在の全ての極を統合し、活動と休息のバランスを調え、全器官系の健康を支える。
- 平静さと広大さをもたらし、導きを受け入れるだけの心の余裕を生む。

核となる特性
洞察力を高める

注意・禁忌
なし

1. 人差し指の先と親指の先を合わせ、他の3本の指はそろえてまっすぐ伸ばす。
2. 右手は手のひらを前方に向け、右肩の位置で保つ。
3. 左手は前腕を地面と並行にし、みぞおちの位置で手首をそらして、手のひらを前方に向ける。
4. 肩の力を抜いて後方に押し下げ、背筋を自然に伸ばす。

洞察力を高める

- プールナ・ジュニャーナム・ムドラを結んで自然な呼吸を何回か行い、このムドラで呼び起こされる全ての感情と感覚に従います。

- 息を吸うたびに身体の前側・側面・背中側に渡って体が拡がり、息を吐くたびに胸郭全体が完全に緩んでリラックスするのを感じましょう。

- このリズミカルな伸び縮みによって、呼吸が全身を自由に流れるのを感じましょう。

- 呼吸が自由になるにつれ、緊張がほぐれて真の自分自身に安らげるようになり、性格との一体化が自然と薄れていきます。

- 真の自分自身と限定された性格との違いをよりはっきりと識別するには、棚を思い描いて下さい。棚の上に、自分という人間の様々な側面を、とりあえず片端から並べていきます。

- まずは、名前、年齢、住所、人相など、身元を明かす個人情報が入った財布を棚に置きましょう。

- 次に、お金、家、車、銀行口座などの持ち物を棚に置いていきましょう。どれも持っていれば安心感を得られ、人生の旅路の支えとなる重要なものではありますが、はかない持ち物にすぎないことを自覚しましょう。

- 今度は、人生の旅路の学びの過程を象徴する、資格証明書、卒業証書、学位などを全て棚に置きましょう。

- 証明書や学位が職業や社会的地位につながったことを思い、職業や社会的地位なども一時的に棚の上に置いておきましょう。

- 次は、友人や家族を棚の上に置きましょう。相手をより深く敬うための過程の一環として、一時的に、友人や家族と距離を置いてみて下さい。

- それができたら、今度は好きなものと嫌いなものを棚に置きましょう。感情、思考、意見、信条など、日常生活における自分の性格を定めるもの全てを棚に置きます。

- 最後に、健康状態も含めた自分の体を棚に置きましょう。人生の旅路の乗り物として敬意を払いつつも、究極的には体ははかないものであることを理解しましょう。

- 何回か呼吸しながら、棚にあるもの全てを観察してみましょう。残っているのは、全てを観察する単純な意識だけであることに気づくはずです。

- 今度は、今そこにある意識を棚に置けるかどうかやってみましょう。どれほど頑張ってみても、今そこにある意識を動かすことはできないことがわかるでしょう。今そこにある意識こそ、真の自分だからです。

- 時間をかけて、真の自分自身の内に安らぎましょう。肩の重荷が取り払われたかのように心身が完全にリラックスし、喜びと安らかさが高まるのに気づくはずです。

- 性格という重荷を下ろすと、生まれながらに持っている全体性と完全性を備えた真の自分を体感し、深い沈黙と内なる平安に安らげるようになります。

- 真の自分自身を見分ける洞察力が高まったら、棚の前に戻りましょう。棚に置かれた物全てが感謝と目覚めの旅路において重要な役割を果たしていることを確認しながら、それらを少しずつもとに戻していきましょう。

- 真の自分自身と一致したまま、次の言葉を声に出して、または心の中で3回唱えて下さい。

全てを一時的に棚の上に置くことで、真の自分自身がはっきりと見えてきます。

- ゆっくりとムドラを解き、何回か呼吸して、真の自分自身に安らぎましょう。

- 瞑想を終えたら、静かに目を開けてください。真の自分自身と限定された性格とをはっきり見分ける、洞察力が身についたことでしょう。

96 ヴァラーカム・ムドラ

サマトヴァ（落ちつき）のための
猪のムドラ

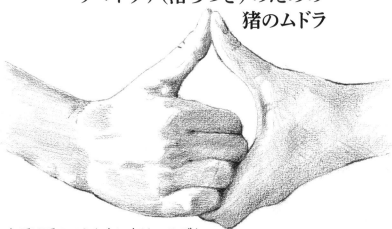

1. 左手は手のひらを上に向け、みぞおちの前に保つ。右手は手のひらを下に向け、左手の上にかざす。
2. 両手の人差し指から小指までを鉤のように曲げて組み合わせ、穏やかに左右に引く。
3. 両手をややねじり、左右の親指を上に伸ばし、指先を合わせる。
4. 肩の力を抜いて後方に押し下げ、両肘をやや体から離し、背筋を自然に伸ばす。

主な効能
- 落ちつきをもたらす。
- 全器官系のバランスを調える。
- 背中中部と上部のこりをほぐす。
- 腎臓と副腎周辺の血行を改善する。

核となる特性
落ちつく

注意・禁忌
なし

落ちつきをもたらす丸い輪を作る

- ヴァラーカム・ムドラを結んで自然な呼吸を何回か行い、このムドラで呼び起こされる全ての感情と感覚に従います。

- 息を吸うたびに呼吸が体の前側をのぼり、息を吐くたびになめらかに背中側を降ります。エネルギーの丸い輪が作り出されることで、全体が自然と調和していきます。

- 呼吸に合わせて流れるこのエネルギーの丸い輪を、時間をかけて感じとりましょう。落ちつきがもたらされたら、それを全ての活動に統合しましょう。

- 日々の日課により落ちつきをもたらすには、新たな一日が始まる夜明けに座位の姿勢を取る自分の姿を思い描いてみましょう。時間や場所や状況を問わず、常にバランスを維持しようという意思が生まれます。

- まずは、しばらく座位の姿勢を保ちましょう。人生の旅路で出合う全てのものには目的と意味があるということを理解し、新たな一日がもたらすもの全てを歓迎しましょう。

- その日出逢うかもしれない人々や物事を思い描きましょう。スムーズで気楽な出逢いもあれば、つらい出逢いもあるかもしれません。そう心構えをすることで、全てに落ちついた心で向き合おうという意思が生まれます。

- 落ちつきと苦労なく同調したままでいるためには、人生は学びの場であり、全ての交流には人生の旅路における意味があるのだということを絶えず思い出すようにしましょう。

- 一日の準備をする際には、計画や見込みを注意深くもう一度検討し、最適な方法で目的を達成しようとする努力の重要性に敬意を払いましょう。

- それと同時に、当初想定していたのとは全く異なる結果が訪れるかもしれないという可能性を頭に入れておきましょう。

- 落ちつきの円の輪の中に安らぐことで、過剰に期待したり心配したりせず、行動の結果が自然と開花するのに任せられるようになります。人生の旅路という大きな視点から見た場合、起きることには全て意味があることがわかるからです。

- 一日の準備をする際には、すぐに落ちつきが得られるわけではないことも頭に入れておきましょう。日々の生活のプレッシャーに押しつぶされ、バランス感覚と安らかさを失いかける瞬間もあるかもしれません。

- 真の自分と一致し続けようという一途な意思があれば、バランスが崩れかけた時の最初の兆しに気づきやすくなります。兆しに気づくことで、イライラしたり、批判的になったり、強引に要求したりせずに、本質的な落ちつきに再びつながれるようになります。

- 今度は、一日が終わりかけている場面を思い描いてみましょう。平常心を保つのが難しい状況に陥り、落ちつきにも波が生じるかもしれませんが、落ちつきの円の輪に戻る能力は、すでに誰のうちにも備わっているのです。

- 落ちつきの中に安らぎながら、次の言葉を声に出して、または心の中で3回唱えて下さい。

  本質的な落ちつきに従い、旅路で出逢う全てを受け入れます。

- ゆっくりとムドラを解き、何回か呼吸して、落ちつきの円の輪の中に完全に安らぎましょう。

- 瞑想を終えたら、静かに目を開けてください。大いなる落ちつきとともに旅を続けられることでしょう。

97 シャクティ・ムドラ

シャクティ（精神エネルギー）を覚醒させるための 女神のムドラ

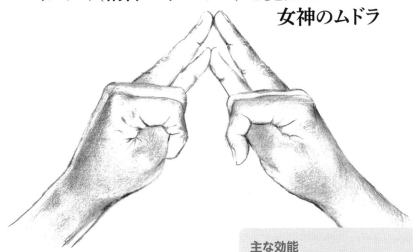

1. 指先を外側に向けて、へその下で合掌する。
2. 薬指と小指の先は合わせたまま、手のひらの下部と親指と人差し指と中指を離す。
3. 人差し指と中指で、親指を軽く握る。
4. 両手首を腹部に当てる。
5. 肩の力を抜いて後方に押し下げ、背筋を自然に伸ばす。

主な効能
- 精神の旅路で霊感と導きを与えてくれる、潜在エネルギーを覚醒させる。
- 泌尿器系、生殖器系、排泄器系の健康を支える。
- 精神の旅路の基盤となる、支えられているという感覚と中心軸をもたらす。

核となる特性
精神エネルギーを覚醒させる

注意・禁忌
なし

精神エネルギーを覚醒させる

- シャクティ・ムドラを結んで自然な呼吸を何回か行い、このムドラで呼び起こされる全ての感情と感覚に従います。
- 呼吸が穏やかにお腹の下の方と骨盤に向かうことで、その周辺が、潜在的なエネルギーに満ちた広大な海として感じられます。このエネルギーを全身のチャクラに送れば、障害物が全て取り除かれ、精神の旅路のための活力を高めることが可能となります。

- まずは上半身の基盤となる部分に、4枚の赤い花弁を思い描きましょう。吸う息とともにエネルギーの海に従い、吐く息とともにムーラダーラ・チャクラに活力が満ちるのを感じましょう。

- 生命エネルギーに満たされ、赤い花弁が自然に開きます。生きていくのに必要な欲求に関連した結び目が全てほどけ、大きな安心感を抱いて前進できるようになります。

- 今度は骨盤の中に、6枚のオレンジ色の花弁を思い描きましょう。吸う息とともにエネルギーの海に従い、吐く息とともにスワディシュターナ・チャクラに活力が満ちるのを感じましょう。

- 生命エネルギーに満たされ、オレンジ色の蓮の花弁が自然に開きます。人間関係やセクシュアリティに関する障害物が全て取り除かれ、感情のバランスが調い、中心軸が定まった状態で旅路を続けられるようになります。

- 今度はみぞおちに、10枚の金色の花弁を思い描きましょう。吸う息とともに内なる海に従い、吐く息とともに、輝く金色のエネルギーが自尊心を司るチャクラに注がれます。

- 生命エネルギーに満たされ、第3チャクラが輝かしく開花します。自尊心や社会的地位に関連した結び目が全てほどけ、人生の目的を自信を持って明らかにすることができます。

- 今度は心臓のチャクラに、12枚の緑色の花弁を思い浮かべましょう。吸う息とともに内なる海に従い、吐く息とともに花弁に生命エネルギーが注がれるのを感じて下さい。

- 完全に活性化され、緑色の蓮の花が自然に開花します。恨み、罪の意識、孤独感などが取り除かれ、心臓の境界が広がって、愛、思いやり、寛容の心を抱いて生きていけるようになります。

- 今度は喉のチャクラに、16枚の空色の花弁を思い描きましょう。吸う息とともに活力の海に従い、吐く息とともにヴィシュッダ・チャクラが自然に開きます。

- 空色の蓮の花が完全に開花するのを感じましょう。真の自分自身を認識したり、真実を明確に語ったりするのを妨げていた、自分を縛る思いこみが全て取り除かれます。

- 今度は、眉間にある2枚のすみれ色の花弁に同調しましょう。吸う息とともに内なる海につながり、吐く息とともに第三の目が活力に満たされるのを感じましょう。

- すみれ色の蓮の花が自然に開花し、困惑と疑いの結び目が全て完全にほどけ、人生の深い意味ははっきりと見えてきます。

- 今度は、生命エネルギーが頭の先に上昇します。1000枚の水晶色の花弁が無限に開花し、自由と統合という真の自分自身の本質が明らかになります。

- 全てのチャクラの花弁が完全に花開き、最終的な目覚めに至るまでの旅路を支えてくれる、ありあまる精神エネルギーを体感します。

- 生命エネルギーに満たされながら、次の言葉を声に出して、または心の中で3回唱えて下さい。

エネルギー体の全ての結び目がほどけたことで、目覚めに向かって安らかな旅路を歩めます。

- ゆっくりとムドラを解き、何回か呼吸して、純粋なエネルギーに安らぎましょう。

- 瞑想を終えたら、静かに目を開けてください。豊かな活力に満たされていることでしょう。

98 ウッターラボディ・ムドラ

ヴァシトヴァム（自己制御）のための
最も高き知恵のムドラ

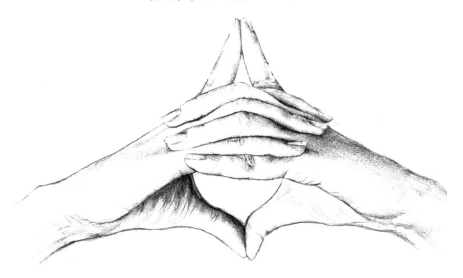

1. 左手の小指が一番下に来るように、両手の指を組み合わせる。
2. 人差し指の先同士と、親指の先同士を合わせる。
3. 人差し指の先は上に、親指の先は下に向ける。
4. 人差し指の先が左右の鎖骨のあいだのくぼみに来るように、親指と人差し指を胸骨に当てる。
5. 肩の力を抜いて後方に押し下げ、両肘をやや体から離し、背筋を自然に伸ばす。

主な効能
- 自己制御力を高める。
- 胸骨と肋骨を中心に、胸郭全体に呼吸を広げる。
- 免疫系を強化する。
- 統合の感覚と真実性を高める。

核となる特性
自己の主となる

注意・禁忌
なし

自らの主となる

- ウッターラボディ・ムドラを結んで自然な呼吸を何回か行い、このムドラで呼び起こされる全ての感情と感覚に従います。

- 呼吸が自然と胸に向かい、内なる沈黙のスペースを作り出すのを感じましょう。そこで真の自分自身と同調し、安らいで下さい。

- 真の自分自身に深く従うにつれ、自然と旅路の導きを受けとり、自らの主となる力が高まります。

- 自己制御の旅路が、まずは食物鞘で始まります。体に最大限のケアを払うと同時に、体のケアはそれ自体が目的ではなく、目覚めへの手段にすぎないことを理解しましょう。

- 何回か呼吸しながら、体との関係を思い巡らして下さい。食物鞘の欲求にどの程度支配されているか、どの程度自己制御に磨きをかけて、そうした欲求を観察できているか、考えてみましょう。

- 次は、意思鞘における自己制御を深く感じてみましょう。これは思考と感情を、学びと目覚めへの手段として用いる能力を指します。

- 何回か呼吸しながら、思考や感情との関係を思い巡らしてみましょう。思考や感情の変化に振り回されていませんか？　それとも自己制御に磨きをかけて、思考や感情と完全には一体化することなく、あるがままの思考や感情を受け入れることができているでしょうか。

- 何回か呼吸しながら、根深い思いこみとの関係を思い巡らしてみましょう。どの程度根深く、また無意識に、自分の視野や可能性を縛る思いこみに支配されているでしょうか？

- 自分を縛る思いこみに関連した自己制御のレベルを高めることで、思いこみをより簡単に観察できるようになり、思いこみへの執着が薄らぎ、自然と真の自分自身の清らかさに開かれていきます。

- 自己制御を意識しながら、次の言葉を声に出して、または心の中で3回唱えて下さい。

  自分自身の全ての層で自らの主となることで、自由と真実とともに生きていきます。

- ゆっくりとムドラを解き、何回か呼吸して、真の自分自身に安らぎましょう。

- 瞑想を終えたら、静かに目を開けてください。自らの主となる力が高まっていることでしょう。

99 カーレシュヴァラ・ムドラ

モクシャ(精神の解放)を得るための
時の主人のムドラ

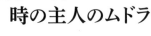

主な効能
- 知恵と慈悲を融合させ、自由と統合を日々経験するという真の自己の本質を明かす。
- 神経内分泌系の健康を支える。

核となる特性
精神の開放に至る

注意・禁忌
なし

1. 心臓の前で両手の手のひらを向かい合わせ、左右の中指の腹を合わせる。
2. 左右の人差し指の第1関節から第2関節までの背面を合わせる。
3. 左右の親指の腹を合わせ、親指の先を下に向けてハートを作る。
4. 薬指と小指は自然に内側に曲げる。
5. 心臓から手の幅くらい離して、両手を保つ。
6. 肩の力を抜いて後方に押し下げ、両肘をやや体から離し、背筋を自然に伸ばす。

知恵と慈悲を統合する

- カーレシュヴァラ・ムドラを結んで自然な呼吸を何回か行い、このムドラで呼び起こされる全ての感情と感覚に従います。

- 呼吸が穏やかに心臓から第三の目へとのぼり、慈悲のチャクラと知恵のチャクラが自然と交わるのを感じましょう。

- 2つのチャクラのあいだをエネルギーが自由に流れるようになると、自然と真の自分自身と出会い、自由と統合を妨げている、感情や思いこみから解放されます。

- 知恵と慈悲の統合は、物質的な欲求のレベルから始まります。

- 心の目を通して、物欲を思いやりをもって見てみましょう。物欲が基本的な欲求を満たそうとしている、自然な衝動の表れであることがわかります。

- 知恵の目を通して見てみましょう。すでに全体性と完全性を備えているものに、外部からもたらされる何物もこれ以上足すことも引くこともできないことが、はっきりと見えてきます。

- 慈悲と知恵が出合うことで、必要以上に所有したいという自分を縛る欲求から自由になると同時に、宇宙が与えてくれる豊かな恵みを全て受けとろうという広い心を持つようになります。

- 今度は、人間関係における知恵と慈悲の統合を感じましょう。

- 心の目を通して見てみましょう。思いやりをもって感情を受け入れることで、愛や好意や信頼感は、情緒を成熟させる旅路の自然な一部分であることがわかります。

- 知恵の目を通して見てみましょう。感情的な欲求は全て、ありとあらゆる物との本質的なつながりと開放性の表れであることがはっきりと見えてきます。

- 慈悲と知恵が出合うことで、無意識に反応するのではなく感情を冷静に観察できるようになると同時に、与えることと受けとることの自然なバランスの中で、愛や好意を受け入れるようになります。

- 最後に、精神の旅路のレベルにおける智慧と慈悲の統合を感じましょう。そこには、目覚めに導いてくれる教えと方法があります。

- 心の目を通して見てみましょう。これまで一途に従ってきた精神の形成や教師や教えを含む、精神の旅路の全てに敬意を払います。

- 知恵の目を通して見てみましょう。究極的には精神の旅路というものはなく、変化と目覚めの過程を通じて明かされる、純粋な意識の体験があるだけだということがはっきりとわかります。

- 慈悲と知恵が出合うことで、全ての偉大な師匠と教えを尊ぶと同時に、あらゆる哲学や信条を超えた、一瞬一瞬の本当の自分自身の存在に安らげるようになります。

- 真の自分と一致し、自由と統合とともに生きることで、人生のそれぞれの瞬間に深く感謝し、十分に喜びをもって生きられるようになります。

- 真の自分自身に安らぎながら、次の言葉を声に出して、または心の中で3回唱えて下さい。
  慈悲と知恵が存在の内に統合されることで、自由と喜びを抱いて生きていけます。

- ゆっくりとムドラを解き、何回か呼吸して、喜びに満ちた本質に安らぎましょう。

- 瞑想を終えたら、静かに目を開けてください。真の自分自身の自由を体感できていることでしょう。

100 プラージュナ・プラーナ・クリヤー・ムドラ

体と呼吸を安定させるための
浄化する知恵のムドラ

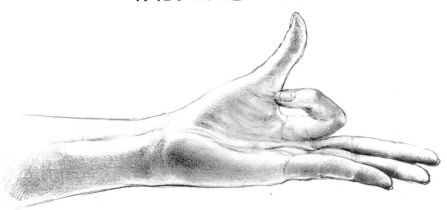

1. 人差し指の先を親指の付け根に押し
   当て、円を作る。
2. 親指と中指と薬指と小指はまっすぐ
   伸ばす。
3. 両手の甲を腿か膝の上に置く。
4. 肩の力を抜いて後方に押し下げ、背
   筋を自然に伸ばす。

主な効能
- 体と呼吸に安定性と快適さのバラ
  ンスを生み、瞑想に入るための基盤
  を作る。
- 筋骨格系の健康を支える。
- ストレスと不安を軽減する。
- 生殖器系、排泄器系、泌尿器系の
  健康を支える。
- ゆったりしたリズミカルな呼吸に
  よって、神経系を沈静化する。

核となる特性
体と呼吸を安定させる

注意・禁忌
なし

体と呼吸を安定させる

- プラージュナ・プラーナ・クリヤー・ムドラを結んで自然な呼吸を何回か行い、この ムドラで呼び起こされる全ての感情と感覚に従います。

- 呼吸が自然と上半身の基盤となる部分に下りて、安定性と確かな拠り所がもたら されるのを感じましょう。

- 何回か呼吸しながら、高まる安定性に従い、骨盤と足に安定性が浸透するのに任 せ、瞑想の旅路の揺るぎない基盤を築きましょう。

- 下半身が大地にしっかりと根を下ろしたら、呼吸によって肺が拡がることで、呼吸 が深まり安定性が高まるのを、時間をかけて感じとりましょう。

- 体と呼吸が安定し穏やかになると、脊柱と頭蓋骨とが出合う脳の下の方に、自然 と気づきが留まります。

- 何回か呼吸しながら、脳の下の方に従います。呼吸がさらに遅く、リズミカルにな ることで、安定性と穏やかさが自然と深まるのを感じましょう。

- 今度は、上半身の基盤部分と肺の下の方と脳の下の方を、同時に感じましょう。 安定性と静けさが体に浸透し、瞑想の旅路の基盤である、完全な静けさに安らぎ ます。

- 本質的な安定性を自覚しながら、次の言葉を声に出して、または心の中で3回唱 えて下さい。
  体と呼吸が完全に安定し、楽に瞑想に入っていけます。

- ゆっくりとムドラを解き、何回か呼吸して、体と呼吸の大いなる安定性を体感しま しょう。

- 瞑想を終えたら、静かに目を開けてください。瞑想の旅路の確固たる基盤を感じ とれることでしょう。

101 メダー・プラーナ・クリヤー・ムドラ

思考と感情を受け入れるための
精神的活力のムドラ

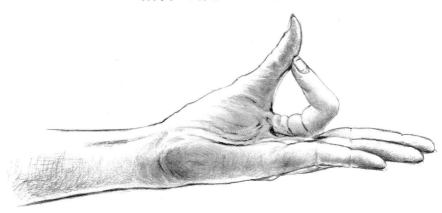

1. 人差し指の先を親指の第1関節に優しく押し当てる。
2. 親指と中指と薬指と小指は、まっすぐ伸ばす。
3. 両手の甲を腿か膝の上に置く。
4. 肩の力を抜いて後方に押し下げ、背筋を自然に伸ばす。

主な効能
- 抵抗や反撃をせずに、思考や感情を受け入れる。
- 呼吸器系と心臓血管系に活力を与える。
- 免疫系の健康を支える。

核となる特性
思考と感情を受け入れる

注意・禁忌
なし

思考と感情を受け入れる

- メダー・プラーナ・クリヤー・ムドラを結んで自然な呼吸を何回か行い、このムドラで呼び起こされる全ての感情と感覚に従います。

- 呼吸が穏やかに胸、肋骨、背中の上の方に向かい、呼吸が楽になるのを感じましょう。

- 時間をかけて胸の動きに従いましょう。息を吸うたびに胸が自然と拡がり、息を吐くたびに柔らかくなります。

- 胴体の中ほどの呼吸に深く従ったら、呼吸が自然と肺の中心に向かい、活力がもたらされるのに気づきましょう。この活力によって、安らかに瞑想を行えるようになります。

- 呼吸が自由に流れるようになったら、気づきが自然と脳の中ほどに向かうのに任せましょう。瞑想の旅路を支えてくれる、静けさが高まります。

- 意思鞘の静けさが高まると、頭に浮かぶものを全て安心して歓迎するようになり、非難したり抵抗したりせずに思考や感情を受け入れるようになります。

- 何回か呼吸しながら、好ましい感情、つらい感情、そのどちらでもない感情の全てを、心を開いて受け入れましょう。リズミカルな呼吸と同じように、あらゆる感情が自然と現れては消えていくのに任せて下さい。

- あらゆる感情が自由に行き来するのに任せることで、体の統合と調和が高まるのを体感し、瞑想の安定した流れに安らぐことができます。

- 感情をあるがままに任せながら、次の言葉を声に出して、または心の中で3回唱えて下さい。

  思考と感情を受け入れることで、自然と瞑想が深まります。

- ゆっくりとムドラを解き、何回か呼吸して、瞑想に安らぎましょう。

- 瞑想を終えたら、静かに目を開けてください。瞑想をしている内に思考と感情を受け入れる能力が増していることでしょう。

ジュニャーナ・ムドラ

清澄な眼力を覚醒させるための
高次の知識のムドラ

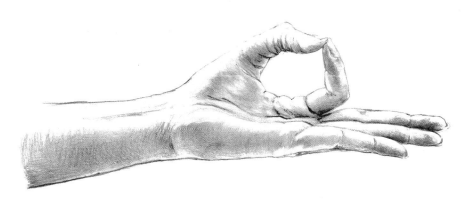

1. 人差し指の先と親指の先を合わせる。
2. 親指と人差し指で円を形作る。
3. 中指と薬指と小指はまっすぐ伸ばす。
4. 両手の甲を腿か膝の上に置く。
5. 肩の力を抜いて後方に押し下げ、背
   筋を自然に伸ばす。

主な効能
- 観察の力を通じて清澄な眼力を覚
  醒させる。
- 一点への集中力を高める。
- 無限の真の自己と限定された性格
  との違いを見分ける。

核となる特性
静澄な眼力を覚醒させる

注意・禁忌
なし

清らかな眼力を目覚めさせる

● ジュニャーナ・ムドラを結んで自然な呼吸を何回か行い、このムドラで呼び起こされる全ての感情と感覚に従います。

● 呼吸が穏やかに胸、首、頭に向かい、清らかさが高まるのを感じましょう。

● 肺の上の方の呼吸によって清らかさが高まり、高揚感がもたらされ、心地よく瞑想に留まれるようになります。

● 高揚するエネルギーに支えられ、脳の前側に気づきが向けられます。

● 第三の目がある眉間のスペースを、清らかさのチャクラとして感じとりましょう。この清らかさによって、頭に浮かぶもの全てを客観的に観察できるようになります。

● 清らかさが増したら、何回か呼吸しながら、自然に広がっていく思考と思考のあいだの沈黙のスペースを感じとりましょう。自分の思考と感情を、それらと完全には一体化することなく、観察できるようになります。

● 沈黙のスペースに安らぐことで、自然と意識が穏やかになり、清らかな眼の力を本質とする真の自分自身と一致できるようになります。

● 生まれもつ清らかさを自覚しながら、次の言葉を声に出して、または心の中で3回唱えて下さい。

清らかな眼の力を目覚めさせることで、真の自分自身の沈黙を体感します。

● ゆっくりとムドラを解き、何回か呼吸して、本質的な清らかさに安らぎましょう。

● 瞑想を終えたら、静かに目を開けてください。清らかな眼の力によって、楽に瞑想に留まれるようになっていることでしょう。

103 ディヤーナ・ムドラ

瞑想を容易にするための
瞑想のムドラ

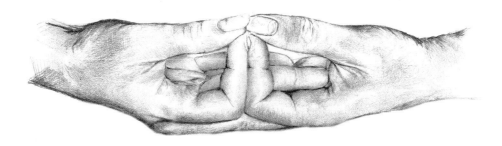

1. 親指の先と人差し指の先を合わせる。
2. 他の3本の指は、そろえてまっすぐ伸ばす。
3. 右手の中指から小指までを左手の中指から小指までの上に置き、左右の人差し指の背面の第2関節までを合わせる。
4. 左右の親指の先を軽く合わせる。
5. 両手を腿の付け根に置く。
6. 肩の力を抜いて後方に押し下げ、両肘をやや体から離し、背筋を自然に伸ばす。

主な効能
● 容易な瞑想を支える。
● 全器官系の健康を促進する。
● 自分自身の全ての層を統合する。
● 思考と思考のあいだにスペースを作り、内なる沈黙を体感させる。

核となる特性
瞑想を容易にする

注意・禁忌
なし

瞑想の流れを安定させる

- ディヤーナ・ムドラを結んで自然な呼吸を何回か行い、このムドラで呼び起こされる全ての感情と感覚に従います。

- 全体を呼吸がなめらかに均等に流れ、統合と調和がもたらされるのを感じましょう。

- まずは、食物鞘における調和を体感しましょう。身体の下の方・中心・上の方が完全に統合されるのを感じましょう。

- 何回か呼吸しながら、この統合によって、頭の先から足の裏まで完全に身体に「存在する」ことができるようになるのを感じましょう。瞑想中に存在感が高まります。

- 身体での統合が進むと、呼吸が自然と穏やかになり、肺の下の方・中心・上の方の各部分をなめらかに均等にめぐるようになります。

- 何回か呼吸しながら、肺の各部分が完全に統合されることで、呼吸が調和するのを感じましょう。肺活量が増え、全身が活性化され、豊富な活力によって瞑想の旅路が支えられます。

- 体と呼吸が完全に調和し、脳の全ての部分が自然と統合されるのを感じましょう。

- 何回か呼吸しながら、脳、感情、思考の調和を感じましょう。沈黙が高まることで、瞑想の安定した流れに留まれるようになります。

- 体と呼吸と脳が完全に統合されると、瞑想の旅路の本質である、今そこにある意識の安定した流れに楽に留まれるようになります。

- 統合を意識しながら、次の言葉を声に出して、または心の中で3回唱えて下さい。**体と呼吸と脳が完全に統合され、瞑想に苦もなく安らげるようになります。**

- ゆっくりとムドラを解き、何回か呼吸して、瞑想の安定した流れに安らぎましょう。

- 瞑想を終えたら、静かに目を開けてください。瞑想に苦もなく安らぐ能力が高まっていることでしょう。

104 バイラヴァ・ムドラ

統合を体験するための
シヴァの恐怖の化身のムドラ

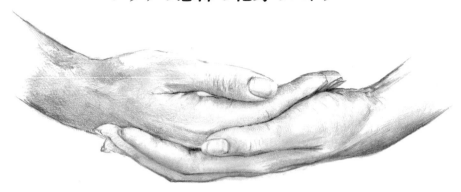

1. 手のひらを上に向けて、左手を腿の付け根に置く。
2. 右手の甲を左手の上に乗せる。
3. 左右の親指の先を軽く合わせてもよい。
4. 両手を腿の付け根部分に自然に置く。
5. 肩の力を抜いて後方に押し下げ、両肘をやや体から離し、背筋を自然に伸ばす。

主な効能
- 自由と統合という真の自己の体験を支える。
- 神経系、内分泌系、免疫系を中心に、全器官系の健康を改善する。
- 内なる沈黙の体感を助ける。

核となる特性
統合を体験する

注意・禁忌
なし

統合を体験する

- 瞑想の旅路の全部の段階を統合するには、この章の全てのムドラを実践し、それぞれが完全な統合の体験の入り口としてどのような役割を果たしているかを感じとりましょう。

- まずは、プラージュナ・プラーナ・クリヤー・ムドラ（p.206）を結びます。自然な呼吸を何回か行いながら、下半身に完全に「存在する」ようにし、確かな拠り所と安定性が高まるのを体感します。

- 確かな拠り所と安定性が高まると、呼吸が自然に遅く穏やかになり、安心感が高まって、瞑想の旅路の基盤が形成されます。

- 今度は、メダー・プラーナ・クリヤー・ムドラ（p.208）を結びます。呼吸によって胸が完全に拡がり、心身の開放性が高まります。

- 何回か呼吸しながら、胸、肋骨、背中の上の方の開放を感じましょう。思考と感情を、より軽やかに楽に受け入れられるようになります。

- 次は、ジュニャーナ・ムドラ（p.210）を結びます。エネルギーと呼吸が穏やかに胸の上の方、首、頭に上昇するのを感じましょう。清らかな眼力のチャクラが宿る、第三の目のある眉間に、自然と気づきが留まるようになります。

- 清らかさのチャクラに意識を集中することで、心と体に帰ってくるもの全てを落ちついて観察する一方で、真の自分自身の沈黙に安らげるようになります。

- 今度は、ディヤーナ・ムドラ（p.212）を結びます。身体、肺、脳が自然に統合されるのを感じましょう。

- 自分自身の全ての層の統合を体感したら、何回か呼吸しながら、体と呼吸と脳の完璧な調和を感じましょう。

- 今度は、バイラヴァ・ムドラを結びます。何回か呼吸しながら、自然と存在全体に浸透していく、深い内なる平安と完全な静けさを感じましょう。

- 静けさが全身に浸透することで、瞑想の旅路の最高到達点である、統合の本質に安らぐことができます。

- 瞑想の旅路を自覚しながら、次の言葉を声に出して、または心の中で3回唱えて下さい。

  完全な静けさに安らぎ、統合の本質を体験します。

- ゆっくりとムドラを解き、何回か呼吸して、本質的な静けさに安らぎましょう。

- 瞑想を終えたら、目を開けてください。瞑想の旅路全体への気づきが高まっていることでしょう。

105 フリダヤ・ムドラ

神の保護を求めるための
霊的な心臓のムドラ

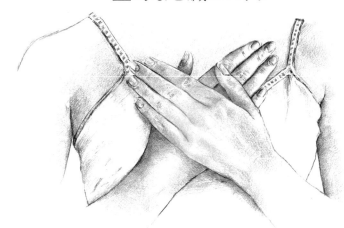

1. 右手の手のひらと心臓のあいだにわずかに隙間を残したまま、右手をそっと心臓の上に置く。
2. 左手を右手の上に重ねる。
3. あごを下げてかすかに頭を垂れ、神に身を委ねる態度を示す。
4. 肩の力を抜いて後方に押し下げ、背筋を自然に伸ばす。

主な効能
- 困難な時に神の支えを求める。
- 胸部の緊張をほぐす。
- 免疫系の健康を支える。
- 信頼感と感情のバランスを高める。

核となる特性
神の保護を求める

注意・禁忌
なし

神の保護を求める

- フリダヤ・ムドラを結んで自然な呼吸を何回か行い、このムドラで呼び起こされる全ての感情と感覚に従います。
- 呼吸が穏やかに心臓のチャクラに向かい、自分の内部にある聖なる避難所に導くのを感じましょう。

- 困ったときに神にすがることで、神の支えと導きを受けとり、困難な状況を簡単に乗り越えられるようになります。

- 神の支えに心を開くためには、現在直面している困難な状況を思い浮かべましょう。何回か呼吸しながら、旅路の瞬間の支えと導きを受けとります。

- まずは、この困難に関連した感情を体感しましょう。呼吸をしながらその周りにスペースを作り、胸の辺りが自然と伸び縮みするようにします。

- 何回か呼吸しながら、呼吸に合わせて上下する胸に同調し、全ての感情を思いやり深く受け入れます。

- 感情を受け入れるにつれ、重苦しさが解消されていき、軽快さと安らかさが高まるのを体感できます。

- 軽快さが高まると、心臓にある神の避難所に深く同調できるようになります。認識の場所に至るために、直面している困難を明確にしましょう。

- 何回か呼吸しながら、心を開いて直面している困難のあらゆる側面を見つめ、この困難を生じさせたであろう要因を調べましょう。

- 今度は、同じような困難が再び起きるのを防ぐには、物の見方や思いこみをどのように変化させればよいか、時間をかけて考えてみましょう。

- 大いなる認識への扉を開くことで、直面する困難に対する、できる限り可能な解決方法を理解する能力が自然と広がります。

- 視野が広がると、導きと賢さを受けとるオープンな心が与えられ、清らかさの増した状態で困難を乗り越えられるようになります。

- 時間をかけて、心臓の聖なる避難所から、導きが自然と開花するのに任せて下さい。

- 今度は受けとった導きの映像を浮かべ、直面している困難を導きに沿って乗り越えていく段階を思い描きましょう。

- それができたら、心臓の避難所にただ安らぎましょう。安らかさと静けさが増すのを感じ、人生の旅路のどの瞬間にも神が進むべき道を導いてくれると信じましょう。

- 神の支えを意識しながら、次の言葉を声に出して、または心の中で3回唱えて下さい。
  困難な時の神の支えと導きに、心を開きます。

- ゆっくりとムドラを解き、何回か呼吸して、神の保護を感じましょう。

- 瞑想を終えたら、静かに目を開けてください。聖なる避難所において神の支えを感じられることでしょう。

106 アーダーラ・ムドラ

豊かに受けとるための
支えのムドラ

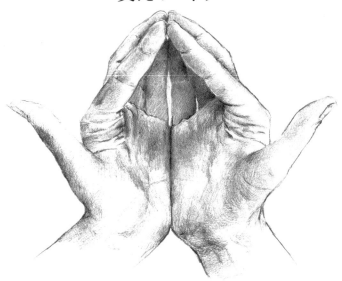

1. 指先を前方に向け、腹部の前で合掌する。
2. 人差し指から小指までの指先と、小指側の手の側面は合わせたまま、親指を翼のように左右に開き、両手の手のひらのあいだにスペースを作る。
3. 肩の力を抜いて後方に押し下げ、前腕は腹部に当て、背筋を自然に伸ばす。

主な効能
- 豊かな授かり物を受けとる開放性を自然に生みだす。
- 消化を支える。
- 背中中部のこりをほぐす。
- 腎臓と副腎の健康を支える。
- 自尊心を高め、不適当で受けとるに値しない思いこみの除去を助ける。

核となる特性
豊かな授かり物を受けとる

注意・禁忌
なし

豊かさを受けとるために心を開く

- アーダーラ・ムドラを結んで自然な呼吸を何回か行い、このムドラで呼び起こされる全ての感情と感覚に従います。

- 呼吸が穏やかにみぞおちに向かい、受容力のスペースを生み出すのを感じましょう。豊かさを受けとるために自然と心を開けるようになります。

- 何回か呼吸しながら、両手の内側のスペースに従います。この両手は、人生の豊かな恵みを全て受けとるオープンな心を象徴しています。

- 開いた両手は、恵みの受け取りを妨げる、自分は価値のない人間だという考えや、自分は恵みを受けとるに値しないという思いこみを取り除く準備ができたことを表しています。

- 時間をかけて、受けとりたいと願うものについて思いを巡らしましょう。表面的なレベルでの欲求と、愛、自尊心、内なる安らぎを求める深い意図との両方に気づくようにしましょう。

- 自分自身の一番の深みから発する明確な意図を反映した言葉を選び、心の中で願いを3回唱えましょう。

- 次に、唱えたものが現実にはっきりと姿を現した様子を思い描き、それが人生の旅路を最後まで支えると想像しましょう。

- 最後に、願いを聖なる源に委ねましょう。宇宙はつねに必要なものをそのまま与えてくれることを理解し、開放性と受容力を保ったまま旅路を続けるようにしましょう。

- 受容のための開放性を意識しながら、次の言葉を声に出して、または心の中で3回唱えて下さい。

  ただ一つの源のエネルギーと自らの欲求を一致させることで、開かれた心で豊かな恵みを受けとります。

- ゆっくりとムドラを解き、何回か呼吸して、完全な受容力を感じましょう。

- 瞑想を終えたら、静かに目を開けてください。豊かに受けとる意志が芽生えていることでしょう。

107 テジャス・ムドラ

信愛を高めるための 光のムドラ

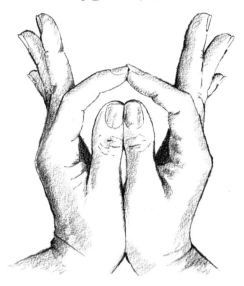

1. 心臓の前で合掌する。
2. 人差し指を曲げ、親指に触れずに、親指の周りに光背を形作る。
3. 親指の側面は合わせたまま、中指から小指までを広げる。
4. 肩の力を抜いて後方に押し下げ、両肘をやや体から離し、背筋を自然に伸ばす。

主な効能
- 信愛を高める。
- 免疫系を強化する。
- 楽観主義、やる気、高揚するエネルギーをもたらす。

核となる特性
信愛を高める

注意・禁忌
なし

信仰と愛の光を覚醒させる

- テジャス・ムドラを結んで自然な呼吸を何回か行い、このムドラで呼び起こされる全ての感情と感覚に従います。

- 呼吸が穏やかに心臓のチャクラに向かい、神と深く同調できる場である、聖域に入る感覚がもたらされるのを感じましょう。

- 聖域の中央に、神性の現れであるロウソクの火を思い描きましょう。何回か呼吸しながら、その火に軽やかにかつ愛情をもって、注意を留めて下さい。

- 時間をかけて、ロウソクの火の輝きが私という存在の隅々まで広がるのに任せ、神の光を全身に浸透させましょう。

- 輝かしい光に全身を照らされることで、神との心の交わりを深めてくれる特性が具現化されます。

- まずは心を開いて、静けさの特性を受けとりましょう。人生の旅路のどの段階にも自分は完全に安全であり、神の愛情深い腕に抱かれていることがわかります。

- 静けさが高まると、ありとあらゆる物に神を見出す清らかさが受けとれます。統合の感覚が深まり、全てを神性の反映として体感します。

- ありとあらゆる物に神を見出すことで、人生への感謝の念が自然と高まります。何回か呼吸しながら、人生のそれぞれの瞬間を学びと恵みとして受け入れる能力が高まるのを感じましょう。

- 人生のそれぞれの瞬間への感謝の念が高まると、人生の旅路を心から受け入れるようになります。全ての事には自分を神の光へと導くための目的と意味があるということがわかり、自分には価値がないといった感覚は取り除かれます。

- 人生を受け入れることで、神はつねに存在していたこと、旅路を歩む自分をつねに導いていてくれたことが理解されます。

- 神の存在をありがたく思うことで、自然と委ねる心が現れます。神の腕に全てを委ねることによって、全身に愛の光が浸透していきます。

- 時間をかけて、神の抱擁に安らぎましょう。心が沈黙と神の愛に満たされていきます。

- 神の光を感じながら、次の言葉を声に出して、または心の中で3回唱えて下さい。
  心が神の光に満たされ、神への深い信仰と愛を体感します。

- ゆっくりとムドラを解き、何回か呼吸して、神の存在に安らぎましょう。

- 瞑想を終えたら、静かに目を開けてください。神の光が全身に浸透していることでしょう。

108 アンジャリ・ムドラ

神との統合を呼び覚ますための
崇敬のムドラ

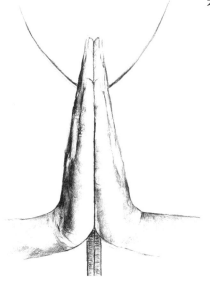

主な効能
- 神との統合の感覚を呼び覚ます。
- 五感を内に向けることで精神を静め、ストレスを軽減し、血圧を下げる。
- 肩甲骨の間のこりをほぐす。
- 免疫系の健康を支える。
- 内なる沈黙を高める。

核となる特性
神との統合を呼び覚ます

注意・禁忌
なし

1. 指先を上に向け、心臓の前で合掌する。
2. 手のひらの中央はかすかに隙間を空けておく。
3. 親指の外側の側面を胸骨に当てるか、両手を体からやや離して保つ。
4. 肩の力を抜いて後方に押し下げ、両肘をやや体から離し、背筋を自然に伸ばす。

統合を呼び覚ます

- アンジャリ・ムドラを結んで自然な呼吸を何回か行い、このムドラで呼び起こされる全ての感情と感覚に従います。

- 呼吸が穏やかに心臓のチャクラに向かうのを感じ、五感が自然と内向きに安らぐよう誘導しましょう。

- 自分自身の中心に深く安らいだら、何回か呼吸しながら、自然と立ち現れる統合の感覚を体感しましょう。

- 自分自身の中で互いに補い合う対極のものをいくつか調べ、それらが切れ目のない統合体として融合するのを感じることで、統合の体験を深めることができます。

- まずは、右半身に気づきを向けましょう。自然と、右の鼻の穴を通る呼吸に意識が集中します。

- 時間をかけて、右半身全体で暖かさと活力が高まるのを感じましょう。行動や目標達成に関係している、論理的な面が目覚めます。

- 次に、左半身に気づきを向けましょう。自然と、左の鼻の穴を通る呼吸に意識が集中します。

- 時間をかけて、左半身全体で爽快感と心地よさが高まるのを感じましょう。委ねる心や解放感に関係している、受容的な面が反映されます。

- 何回か呼吸しながら、両手の手のひらが合わさった平面を感じとりましょう。気づきが両半身を均等に包みこむのに任せることで、完全な統合と調和の感覚がもたらされます。

- 次に、知恵の象徴である右手に気づきを向けましょう。知恵とは、精神の旅路で得た理解と清らかさが全て合わさったものです。

- 今度は、慈悲の心の象徴である左手に気づきを向けましょう。慈悲の心とは、生きとし生けるものは全て目覚めに至る旅路を共有しているのだと悟る能力のことです。

- 何回か呼吸しながら、両手の手のひらが合わさった平面を感じとりましょう。知恵と慈悲の心の統合を体感し、この統合によらずして完全な目覚めは体験できないことがわかります。

- 今度は時間をかけて、神そのものの象徴としての左手に意識を集中しましょう。神こそ精神の旅路の終着点であり、祈りや信仰、愛、捧げ物を受けとって下さる聖なる源なのです。

- 何回か呼吸しながら、両手の手のひらが合わさった平面を感じとりましょう。拠り所と神が切れ目のない統合体となるのを体験しましょう。

- 何回か呼吸しながら、全てを包みこむ唯一無二の神の完全性に安らぎます。神の光こそ、ありとあらゆる物の源であり、本質なのです。

- 私という存在の全ての層における統合を意識しながら、次の言葉を声に出して、または心の中で3回唱えて下さい。
  全ての面が融合することで、統合の本質を体験します。

- ゆっくりとムドラを解き、何回か呼吸して、自らに宿る神の本質に安らぎましょう。

- 瞑想を終えたら、静かに目を開けてください。唯一無二の自分自身が旅路の導きとなるのに任せましょう。

ムドラ名	核となる特性	ムドラ名	核となる特性
1. カニシュタ	大地とつながる	55. チンマヤ	安心感をもたらす
2. アナーミカー	自らを癒す	56. スワディシュターナ	自らを育む
3. マディヤマ	エネルギーのバランスを調える	57. ヴァジュラ	潜在能力を引きだす
4. タルジャニー	心を開く	58. パドマ	無条件の愛を感得する
5. アングシュタ	内なる声を聴く	59. カーリー	精神を浄化する
6. ハーキニー	統合する	60. トリシューラ	非二元性を感得する
7. カニシュタ・シャリーラ	上体下部の呼吸を調える	61. アナンタ	統合を意識する
8. マディヤマ・シャリーラ	上体中部の呼吸を調える	62. ダルマ・チャクラ	全チャクラを統合する
9. ジェシュタ・シャリーラ	上体上部の呼吸を調える	63. イダー	受容力を高める
10. プールナ・スワラ	完全呼吸法を調える	64. ピンガラ	活力を高める
11. アディ	静止する	65. シャカタ	精神を統合する
12. アド・メルダンダ	中心軸を定める	66. ヴァイカーラ	自然現象から保護する
13. メルダンダ	一直線になる	67. スワスティ	ネガティブなエネルギーから保護する
14. ウールドヴァム・メルダンダ	拡張する	68. グプタ	自分を縛る思いこみから保護する
15. プリティヴィ	身体感覚を高める	69. ガネーシャ	新たな始まりに向けて保護する
16. ヴィッタム	生命エネルギーの自由な流れを助ける	70. ドヴィムカム	深いリラクゼーションをもたらす
17. プールナ・フリダヤ	思考と感情を尊ぶ	71. クールマ	五感への負荷を減らす
18. チッタ	内なる観察者を覚醒させる	72. プラニダーナ	執着心をなくす
19. ハンシー	好ましい特性を開花させる	73. ウシャス	新たな可能性に心を開く
20. ルーパ	骨格系を健康に保つ	74. カポタ	暴力を犯さない
21. アヌダンディ	腰痛を緩和する	75. サンプタ	正直さを高める
22. マツヤ	関節を健康に保つ	76. ハスタプラ	盗みを働かない
23. アパナヤナ	排泄のバランスを調える	77. クベラ	エネルギーを保持する
24. ヴァールナ	泌尿器系を健康に保つ	78. プシュパーンジャリ	執着心をなくす
25. ヨニ	女性の生殖器系を健康に保つ	79. ヴィシュッダ	清浄になる
26. シャーンカ	男性の生殖器系を健康に保つ	80. チャトゥルムカム	満ち足りる
27. トリムールティ	調和のとれた人生の節目を迎える	81. ムシュティカーム	精神を鍛練する
28. プーシャン	消化のバランスを調える	82. サクシー	自己を探求する
29. ブラフマー	エネルギーと活力を覚醒させる	83. チン	神に身を委ねる
30. ミーラ	呼吸を楽にする	84. ムールティ	安定した快適な座法を支える
31. ヴァーヤン	血行を改善する	85. ディールガ・スワラ	生命エネルギーを拡張する
32. アパーナ・ヴァーユ	心臓を健康に保つ	86. イーシュヴァラ	五感を制御する
33. マハーシールシャ	頭痛を緩和する	87. アビシェカ	一点への集中力を高める
34. ガルダ	代謝のバランスを調える	88. ダルマダートゥ	瞑想を支える
35. ヴァジュラプラダマ	生きる気力を与える	89. マンダラ	精神を統合する
36. パーラ	不安を緩和する	90. シヴァリンガム	精神の旅路に全力を傾ける
37. ヴィヤーナ・ヴァーユ	神経系を健康に保つ	91. シューンヤ	変容に心を開く
38. プラーマラ	免疫系を健康に保つ	92. パッリ	内なる導きを信頼する
39. マニ・ラトナ	全てを癒す	93. アーヴァーハナ	心から受け入れる
40. ブー	大地の安定性をもたらす	94. カルナー	慈悲心を持つ
41. ジャラ	水の流動性をもたらす	95. プールナ・ジュニャーナム	洞察力を高める
42. スーリヤ	光り輝く火のエネルギーをもたらす	96. ヴァラーカム	落ちつく
43. ヴァーユ	風の軽やかさをもたらす	97. シャクティ	精神エネルギーを覚醒させる
44. アーカーシャ	空間の広大さをもたらす	98. ウッターラボディ	自己の主となる
45. ダルマ・プラヴァルタナ	五大元素のバランスを調える	99. カーレシュヴァラ	精神の開放に至る
46. アチャラ・アグニ	消化を改善する	100. プラージュナ・プラーナ・クリヤー	体と呼吸を安定させる
47. アバヤ・ヴァラダ	恐怖心をなくす	101. メダー・プラーナ・クリヤー	思考と感情を受け入れる
48. ジャラーシャヤ	静隠さをもたらす	102. ジュニャーナ	静澄な眼力を覚醒させる
49. ラトナ・プラバー	活力をもたらす	103. ディヤーナ	瞑想を容易にする
50. アパーナ	浄化するエネルギーの流れをもたらす	104. バイラヴァ	統合を体験する
51. プラーナ	エネルギーの上向きの流れをもたらす	105. フリダヤ	神の保護を求める
52. マータンギー	エネルギーの放射状の流れをもたらす	106. アーダーラ	豊かな授かり物を受けとる
53. リンガ	清澄にするエネルギーの流れをもたらす	107. テジャス	親愛を高める
54. アヌシャーサナ	全方向へ広がるエネルギーの流れをもたらす	108. アンジャリ	神との統合を呼び覚ます

健康上の問題	主要なムドラ	補助的なムドラ
アレルギー	ブラーマラ	アンジャリ、プールナ・スワラ、ハーキニー、ダルマ・チャクラ
アンガーマネジメント	パドマ	カポタ、プールナ・フリダヤ、ジャラーシャヤ、スワディシュターナ
依存症	スワディシュターナ	アナーミカー、ドヴィムカム、シャーンカ、マツヤ
うつ病	ヴァジュラプラダマ	パドマ、プールナ・フリダヤ、ディールガ・スワラ、カーレシュヴァラ
ADHD (注意欠陥・多動性障害)	チンマヤ	ブー、ムールティ、プリティヴィ、アビシェカ
顎関節症	チンマヤ	ドヴィムカム、マハーシールシャ、マツヤ
風邪	プラーナ	ブラーマラ、マディヤマ・シャリーラ、ディールガ・スワラ
過敏性腸症候群	アパナヤナ	アパーナ、プラニダーナ、ジャラーシャヤ、ハーキニー
がん	カポタ	ドヴィムカム、アーヴァーハナ、ハーキニー、スワディシュターナ
恐怖症	パーラ	アディ、シャーンカ、スワディシュターナ、アバヤ・ヴァラダ
月経前症候群など女性生殖器系の疾患	ヨニ	ミーラ、マツヤ、トリムールティ、ジャラーシャヤ
高血圧	ヴァーヤン	チンマヤ、ドヴィムカム、アパーナ、ジャラーシャヤ
甲状腺疾患など内分泌系の疾患	ガルダ	カーレシュヴァラ、ヴィシュッダ、アングシュタ
更年期障害	トリムールティ	ヨニ、ミーラ、ダルマ・チャクラ、マンダラ
呼吸器系の疾患	ディールガ・スワラ	ミーラ、シャクティ、メダー・プラーナ・クリヤー、ヴァーユ
骨粗しょう症など骨格系の疾患	ルーパ	ジャラーシャヤ、ブー、アディ、パッリ、アヌダンディ
自尊心の低さ	ヴァジュラ	クベラ、マータンギー、ブラフマー、スーリヤ、メルダンダ
消化器系の疾患	プーシャン	アチャラ・アグニ、ヴァジュラ、クベラ、スワディシュターナ
心臓病	アパーナ・ヴァーユ	ヴァーヤン、パドマ、プールナ・フリダヤ、ハンシー
頭痛と偏頭痛	マハーシールシャ	プラニダーナ、ドヴィムカム、アパーナ、チンマヤ
脊椎側湾症	メルダンダ	アヌダンディ、ブー、プリティヴィ、パッリ、リンガ
摂食障害	ハーキニー	カルナー、スワディシュターナ、プーシャン、チンマヤ
線維筋痛症	マツヤ	ジャラーシャヤ、ジャラ、スワディシュターナ、ヴィヤーナ・ヴァーユ
喘息	ミーラ	ヴィッタム、メダー・プラーナ・クリヤー、ディールガ・スワラ
前立腺肥大症など男性生殖器系の疾患	シャーンカ	プラージュナ・プラーナ・クリヤー、アド・メルダンダ、アパーナ
体重コントロール	ブラフマー	マータンギー、ムシュティカーム、ガネーシャ、スーリヤ
多発性硬化症など神経系の疾患	ヴィヤーナ・ヴァーユ	アヌシャーサナ、ハーキニー、マンダラ、ダルマ・チャクラ
聴覚障害	シューンヤ	マンダラ、カーレシュヴァラ、ガルダ、アーカーシャ
糖尿病 (2型)	マディヤマ	プーシャン、ダルマ・チャクラ、ハーキニー、ヴァジュラ
認知症とアルツハイマー病	ディヤーナ	トリシューラ、ジュニャーナ、ウシャス、イーシュヴァラ、ドヴィムカム
脳卒中	イダー／ピンガラ	ダルマ・チャクラ、ハーキニー、マンダラ
PTSD (心的外傷後ストレス障害)	スワディシュターナ	ドヴィムカム、パーラ、ウシャス、イーシュヴァラ、アバヤ・ヴァラダ
冷え性	ヴィヤーナ・ヴァーユ	アヌシャーサナ、ダルマ・チャクラ
貧血	メルダンダ	ヴァジュラ、クベラ、スーリヤ、プーシャン
不安障害	パーラ	ブー、チンマヤ、ドヴィムカム、プラニダーナ
副鼻腔炎	ブラーマラ	マツヤ、ヴィッタム、スワディシュターナ
不眠症	ドヴィムカム	アパーナ、プラニダーナ、チンマヤ、スワディシュターナ
変形性関節症など関節の疾患	マツヤ	ジャラ、ヴィヤーナ・ヴァーユ、ミーラ、スワディシュターナ
便秘	アパーナ	アパナヤナ、プラニダーナ、ジャラ、プラージュナ・プラーナ・クリヤー
膀胱炎など泌尿器系の疾患	ヴァールナ	ジャラ、ドヴィムカム、マツヤ、ミーラ
慢性ストレス	プラニダーナ	ブー、ドヴィムカム、チンマヤ、ジャラーシャヤ
慢性疲労症候群	ヴァジュラ	ハーキニー、マンダラ、ダルマ・プラヴァルタナ
免疫系の疾患	プールナ・フリダヤ	ブラーマラ、ダルマ・チャクラ、ハーキニー、カーレシュヴァラ
腰痛など背中の痛み	アヌダンディ	ディールガ・スワラ (背中上部)、ヴァジュラ (中部)、ヨニ (下部)

BIBLIOGRAPHY

1. Barks, Coleman. The Essential Rumi. New York: Harper Collins, 1995.

2. Berry, Thomas & Swimme, Brian. The Universe Story. New York: Harper Collins, 1992.

3. Borysenko, Joan. Minding the Body, Mending the Mind. Canada: Bantam, 1988.

4. Bunce, Frederick W. Mudras in Buddhist and Hindu Practices: An Iconographical Consideration. New Delhi, India: DK Printworld, 2009

5. Daty, K.K. Yoga and Your Heart. Mumbai: Jaico Publishing House, 2003.

6. Dev, Keshav Acharya. Mudras for Healing. New Delhi: Aacharya Shri Enterprises

7. Dienstfrey, Harris. Where the Mind Meets the Body. New York: Harper Perennial, 1991.

8. Dychtwald, Ken. Bodymind. New York: Tarcher Penguin, 1950.

9. Eliade, Mircea. Yoga Imortalidade e Liberdade. Sao Paulo: Editora Palas Athenas, 1996.

10. Eraly, Abraham. Gem in the Lotus. New Delhi: Penguin Books, 2000.

11. Feuerstein, Georg. The Yoga Tradition. Arizona: Hohm Press, 1998.

12. Feuerstein, Georg. Wholeness or Transcendence?, New York: Larson Publications, 1992.

13. Feuerstein, Georg. Yoga The Technology of Ecstasy. Los Angeles: Jeremy P. Tarcher, Inc., 1989.

14. Fried, Robert. The Breath Connection. New York: Insight Books, 1935.

15. Hermogenes, Jose. Saude Plena com Yogaterapia. Rio de Janeiro: Nova Era, 2005.

16. Hirschi, Gertrud. Yoga in Your Hands. Maine: Samuel Weiser In.,2000.

17. Johari, Harish. Chakras the Energy Centers of Transformation. Vermont: Destiny Books, 2000.

18. Judith, Anodea. Eastern Body Western Mind. Berkeley, CA: Celestial Arts Publishing, 1996.

19. Kabat-Zinn, Jon. Full Catastrophe Living. New York: Dell Publishing, 1990.

20. Kupfer, Pedro. Mudra Gestos de Poder. Florianopolis, 1999.

21. Lefevre, Clemence. Manuel Pratique des Mudras. France: Editions Exclusif, 2006

22. Levine, Stephen. Healing into Life and Death. New York: Doubleday, 1987.

23. Morrison, Judith H. The Book of Ayurveda. New York: Fireside, 1995.

24. Ornish, Dean. Love and Survival. New York: Harpers Collins Publishers, 1997

25. Radha, Sivananda Swami. Hatha Yoga the Hidden Language. Boston: Shambala Publications, 1987.

26. Ramm-Bonwitt, Ingrid. Mudras, as Maos como Simbolo do Cosmos. Sao Paulo: Editora Pensamento Ltda., 1987.

27. Sapolsky, Robert M. Why Zebras Don't Get Ulcers. New York: W. H. Freeman and Company, 1998.

28. Saraswati, Karmananda Swami. Yogic Management of Common Diseases. India: Bhargava Bhushan Press, 1983.

29. Saraswati, Niranjanananda Swami. Prana Pranayama Prana Vidya. India: Bihar School of Yoga, 1994.

30. Saraswati, Satyananda Swami. Asana Pranayama Mudra Bandha. Bihar, India: Bihar Yoga Bharati, 1996

31. Saraswati, Swami Satananda. A Systematic Course in the Ancient Tantric Techniques of Yoga and Kriya. Bihar, India: Bihar School of India, 1981.

32. Sargeant, Winthrop. The Bhagavad Gita. New York: State University of New York Press, 2009

33. Saunders, E. Dale. Mudra a Study of Symbolic Gestures in Japanese Buddist Sculpture. New Jersey: Princeton University Press, 1960.

34. Singleton, Mark. Yoga Body. New York: Oxford University Press,2010.

35. Tirtha, Sada Shiva Swami. The Ayurveda Encyclopedia. New York: Ayurveda Holistic Center Press, 1998.

36. Tulku, Tarthang. Conhecimento da Liberdade. Sao Paulo: Dharma Publishing, 1984.

37. Upadhaya, PT. Rajnikant. Mudra Vigyan. New Delhi: Diamond Books

38. Upadhyay, R.P. Mudras, Postures and Mantras for Health, Fitness and Happiness. Delhi: Health and Harmony, 1999.

39. G.P. Bhatt & Pancham Sinh. The Forceful Yoga. Delhi: Motilal Banarsidass Publishers, 2004.

40. Venkatesananda, Swami. Enlightened Living. Canada: Anahata Press, 1999

41. Worthington, Vivian. A History of Yoga. London: Arkana, 1989.

42. Zambito, Salvatore. The Unadorned Thread of Yoga. Washington: The Yoga Sutras Institute Press, 1992.

REFERENCES NOTES

1. 1 - G.P. Bhatt & Pancham Sinh. The Forceful Yoga. Delhi: Motilal Banarsidass Publishers, 2004

2. 2- Online Etymology Dictionary: www.etymonline.com

3. 3. Grana, W. (2011). Osteoporosis. *Orthopedic Knowledge Online, from the American Academy of Orthopedic Surgeons*. Retrieved November 30, 2011, from http://www5.aaos.org/

4. 4. Low back pain fact sheet. (Reviewed June 15, 2011). In *National Institute of Neurological Disorders and Stroke*. Retrieved January 2, 2012 from http://www.ninds.nih.gov/disorders/backpain/detail_backpain.htm

5. 5.Osteoarthritis. (Reviewed November 26, 2011). *In A.D.A.M. Medical Encyclopedia*. Retrieved December 29, 2011, from http://www.ncbi.nlm.nih.gov/pubmedhealth/PMH0001460/

6. 6. U.S. Department of Health and Human Services, National Digestive Diseases Information Clearinghouse (NDDIC). (September 2007). *Irritable Bowel Syndrome*. NIH Publication No. 07-693. Retrieved December 8, 2011, from http://digestive.niddk.nih.gov/ddiseases/pubs/ibs/

7. 7. Our main resource for the effects of stress on health is *Why Zebras Don't Get Ulcers. Sapolsky, Robert M*. New York: W. H. Freeman and Company, 1998.

8. 8. U.S. Department of Health and Human Services, Women's Health. (April 14, 2010). *Interstitial cystitis/bladder pain syndrome fact sheet*. Retrieved December 13, 2011, from http://www.womenshealth.gov/publications/our-publications/fact-sheet/interstitial-cystitis.cfm

9. 9. Potter, J., Bouyer, J., Trussell, J., & Moreau, C. (2009). Premenstrual syndrome prevalence and fluctuation over time: results from a French population-based survey. *Journal of Women's Health, 18*(1), 31-39. doi: 10.1089/jwh.2008.0932

10. 10. http://www.eocinstitute.org/Meditation_boosts_Serotonin_levels_s/435.htm

11. 11. Enlarged Prostate. (Reviewed December 14, 2011). In *A.D.A.M. Medical Encyclopedia*. Retrieved December 31, 2011, from http://www.nlm.nih.gov/medlineplus/ency/article/000381.htm

12. 12. Lummus, W., & Thompson, I. (2001). Prostatitis.(3), 691-707. doi: 10.1016/S0733-8627(05)70210-8

13. 13. Mayo Clinic. (July 23, 2011). *Menopause*. Retrieved December 15, 2011, from http://www.mayoclinic.com/health/menopause/DS00119

14. 14. Lad, V. (2002). *Textbook of Ayurveda: Fundamental Principles of Ayurveda, Volume 1*. Albuquerque, New Mexico: The Ayurvedic Press.

15. 15. U.S. Department of Health and Human Services, National Institute of Diabetes and Digestive and Kidney Diseases (NIDDK). (April 2008). *Your digestive system and how it works. NIH Publication No. 08-2681*. Retrieved January 9, 2011, from http://digestive.niddk.nih.gov/ddiseases/pubs/yrdd/

16. 16. Obesity. (Reviewed July 11, 2011). In *A.D.A.M. Medical Encyclopedia*. Retrieved December 30, 2011, from http://www.ncbi.nlm.nih.gov/pubmedhealth/PMH0004552/

17. 17. Mayo Clinic. (May 27, 2010). *Asthma*. Retrieved December 7, 2011, from http://www.mayoclinic.com/health/asthma/DS00021

18. 18. National Headache Foundation. (2011). *Resources from the National Headache Foundation*. Retrieved December 2, 2011, from https://www.headaches.org

19. 19. Nussey, S., & Whitehead, S. (2001). *Endocrinology: An integrated approach*. Oxford: BIOS Scientific Publishers.

20. 20. U.S. Department of Health and Human Services, National Institute of Mental Health (NIMH). (2011). *Depression*. NIH Publication No. 11-3561. Retrieved December 9, 2011, from http://www.nimh.nih.gov/health/publications/depression/complete-index.shtml

21. 21. U.S. Department of Health and Human Services, National Institute of Mental Health (NIMH). (2011). *Anxiety Disorders*. NIH Publication No. 09-3879. Retrieved December 11, 2011, from http://www.nimh.nih.gov/health/publications/anxiety-disorders/nimhanxiety.pdf

22. 22. Multiple Sclerosis. (Reviewed December 3, 2011). In *A.D.A.M. Medical Encyclopedia*. Retrieved December 26, 2011, from http://www.ncbi.nlm.nih.gov/pubmedhealth/PMH0001747/

23. 23. U.S. Department of Health and Human Services, National Institute of Allergy and Infectious Diseases. (December 6, 2011). *Immune System*. Retrieved December 13, 2011, from http://www.niaid.nih.gov/topics/immuneSystem/Pages/default.aspx

著者：

ジョゼフ・ルペイジ (Joseph Le Page)
リリアン・ルペイジ (Lilian Le Page)

ジョゼフ・ルペイジとリリアン・ルペイジは、1994年に設立されたヨガセラピー界のパイオニア団体、インテグラティヴ・ヨガセラピーのディレクター。夫妻は南米屈指の規模を誇るスピリチュアル・リトリート・センター、エンチャンテッド・マウンテン・センター（ブラジル、サンタカタリーナ州所在）の共同設立者でもある。夫妻は、ヨガの癒しの真髄をだれもがすぐにそのまま日常生活に取り入れられるよう、古来のヨガの実践をクリエイティブな方法で体験的に広める活動を熱心に行っている。著書に『ムドラ全書』（ガイアブックス）がある。

翻訳者：

小浜 杳 (こはま はるか)

翻訳家。東京大学英語英米文学科卒。書籍翻訳のほか、映画字幕翻訳も手がける。訳書に『ハタヨーガ』、『ヨーガバイブル』、『ムドラ全書』（以上ガイアブックス）、『サーティーナイン・クルーズ』シリーズ、『ピーターラビット』（以上KADOKAWA）『Remember記憶の科学』（白揚社）ほか多数。

編集協力者：

長谷 江利子 (はせ えりこ)

米マサチューセッツ州クリパルセンターにボランティアとして働きながらヨガを学ぶ。帰国後はヨガを趣味にしながら社会人生活を過ごし2014年クリパル認定ヨガ教師になる。

協力者：

ナレーター　**寺戸 麻季子** (てらど まきこ)

音源制作　**梅田 智彦** (うめだ ともひこ)

〒160-0023 東京都新宿区西新宿6-21-1 アイタウンレピア410
株式会社スタジオセレクト　tel：03-5909-4625

MUDRAS For Healing and Transformation
ムドラ瞑想 108種類のムドラと瞑想

発　　　行	2020 年 7 月 1 日	
第　2　刷	2024 年 7 月 1 日	
発　行　者	吉田　初音	
発　行　所	株式会社 **ガイアブックス**	
	〒107-0052 東京都港区赤坂1-1-16　細川ビル2階	
	TEL.03 (3585) 2214　FAX.03 (3585) 1090	
	https://www.gaiajapan.co.jp	
印　刷　所	日本ハイコム株式会社	

Copyright for the Japanese edition GAIABOOKS INC. JAPAN2024
ISBN978-4-86654-038-2 C2077